병원에서 통하는

러시아어 의료회화

개정판

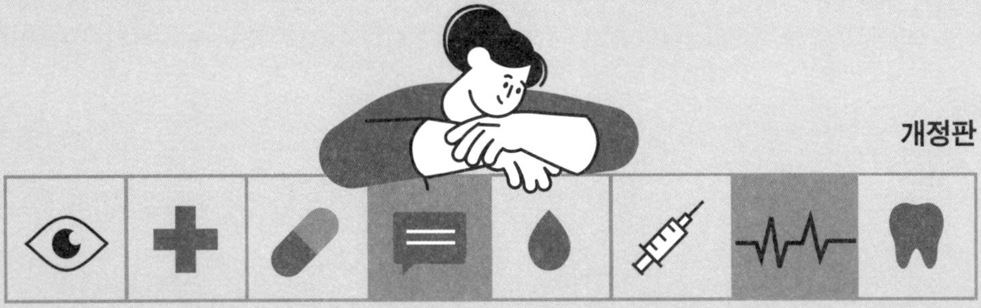

개정판

병원에서 통하는 러시아어 의료회화

방교영·김나제스다 지음

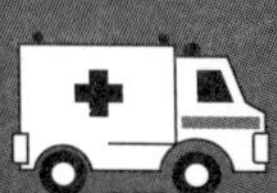

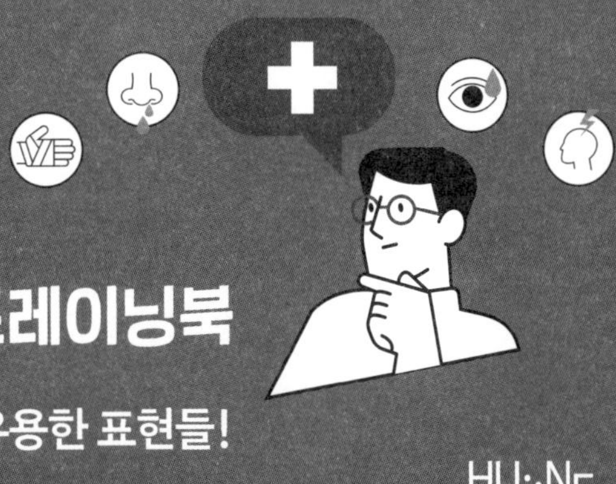

환자 응대부터 진료까지
의료인을 위한 러시아어 트레이닝북

의료 현장에서 바로 쓰는 핵심적이고 유용한 표현들!

HU:iNE

머리말

최근 한국을 찾는 러시아어권 환자들이 꾸준히 늘고 있습니다. 하지만 의료 현장에서 언어의 벽은 여전히 높습니다.

저 역시 의료통역사로 일하며, 말이 통하지 않아 불안해하는 환자들과 치료하려는 마음은 굴뚝같지만 진료 과정을 명확히 전할 길이 없어 답답해하는 의료진의 모습을 수없이 보아 왔습니다.

이 책은 그런 안타까운 순간들을 조금이라도 덜어드리고자 시작되었습니다. 환자의 이야기를 듣고, 의료진의 마음을 정확히 전하는 일. 말 한마디가 생명을 살릴 수도, 한 사람의 불안을 덜 수도 있는 그 자리에, 조금 더 준비된 말들이 함께할 수 있다면 좋겠다고 생각했습니다.

『병원에서 통하는 러시아어 의료회화』는 진료 접수부터 증상 설명, 처방, 응급 대응까지 실제 상황에 꼭 맞는 회화 표현들을 담고 있습니다. 단순히 암기하는 공부보다는, 짧고 자주 쓰는 표현들을 반복해서 말해보며 자연스럽게 익히는 방식으로 구성했습니다.

의료통역사와 의료인이 현장에서 꼭 알아야 할 표현만 선별했고, 반드시 필요한 어휘만 실었습니다. 낯선 러시아어가 조금 더 익숙하게 느껴지도록, 실용성과 접근성에 특히 신경 썼습니다.

이 책 하나로 전문 통역사의 역할을 모두 대신할 수는 없겠지만, 환자와 눈을 맞추고 짧은 한마디를 먼저 건넬 수 있는 용기와 따뜻함은 드릴 수 있다고 믿습니다.

“어디가 아프세요?”, “걱정 마세요.” 짧은 말이지만, 그 말이 누군가에게는 가장 큰 위로가 됩니다.

이 책이 여러분의 손에서, 소통의 시작이자 신뢰의 다리가 되기를 진심으로 바랍니다.

2025년 10월
저자 씀

목차

등장인물

이 교재에서는 아래와 같이 등장인물을 표시합니다.

P. 환자　N. 간호사, 직원　D. 의사　M. 약사

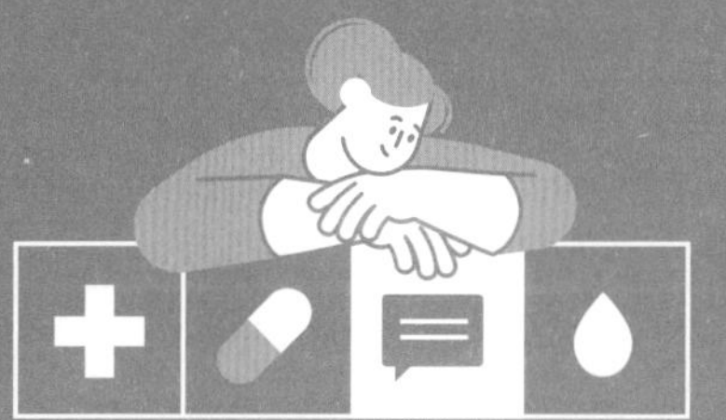

비의료서비스
Немедицинские услуги

1. 진료 예약

Запись на приём к врачу

통역하기

상황 1

아래 대화문을 보고 러시아어는 한국어로, 한국어는 러시아어로 통(번)역해 보세요.

Прочитайте диалог и переведите: с русского на корейский, а с корейского на русский.

P. Можно записаться к врачу, как можно скорее?

N. 급하신가요?

P. Да.

N. 내일 오전 9시 15분에 김 선생님 진료를 받으실 수 있어요.

P. Большое спасибо.

확인 하기

상황 1

자신의 통역을 확인해 보세요.

Проверьте свой перевод.

P. Можно записаться к врачу, как можно скорее?

최대한 빠른 진료예약이 가능한가요?

N. Вам срочно?

급하신가요?

P. Да.

네.

N. Вы можете посетить доктора Кима завтра утром в четверть десятого.

내일 오전 9시 15분에 김 선생님 진료를 받으실 수 있어요.

P. Большое спасибо.

감사합니다.

연습 문제 1

예시를 참고하여 러시아어 표현을 완성해 보세요.

Прочитайте пример и составьте соответствующие выражения на русском языке.

예시 내과 예약하다 → записаться к терапевту → записаться на приём к терапевту

1. 치과 예약하다 → ______________ → ______________
2. 안과 예약하다 → ______________ → ______________
3. 부인과 예약하다 → ______________ → ______________
4. 외과 예약하다 → ______________ → ______________
5. 신경내과 예약하다 → ______________ → ______________

상황 2

아래 대화문을 보고 러시아어는 한국어로, 한국어는 러시아어로 통(번)역해 보세요.
Прочитайте диалог и переведите: с русского на корейский, а с корейского на русский.

P. Я хотел бы записаться к доктору Ли на приём.

N. 의료보험이 있으신가요?

P. Это мой международный страховой медицинский полис.

P. Можно записаться на приём?

N. 그럼요, 물론이죠.

N. 우리 병원을 방문하신 적이 있으신가요?

P. Нет

N. 이 서식지를 작성해주세요.

N. 내일 11시에 진료 예약이 가능한데요, 예약해드릴까요?

P. Хорошо.

상황 2

자신의 통역을 확인해 보세요.

Проверьте свой перевод.

P. Я хотел бы записаться к доктору Ли на приём.

이 선생님 진료를 받으려고 합니다.

N. У вас есть медицинская страховка?

의료보험이 있으신가요?

P. Это мой международный страховой медицинский полис.

여기 국제의료보험증입니다.

P. Можно записаться на приём?

진료예약을 할 수 있을까요?

N. Да, конечно.

그럼요, 물론이죠.

N. Вы впервые в нашей больнице?

우리 병원을 방문하신 적이 있으신가요?

P. Нет

아니오.

N. Заполните, пожалуйста, эту форму.

이 서식지를 작성해주세요.

N. Я могу вас записать на завтра на одиннадцать?

내일 11시에 진료 예약이 가능한데요, 예약해드릴까요?

P. Хорошо.

네, 그렇게 해주세요.

기억해두세요! Запомните!

의료보험 가입 여부를 확인할 때 자주 사용하는 표현

- 의료보험이 있습니까?/의료보험에 가입되어 있습니까?와 같은 질문을 러시아어로 통역할 때 У вас есть медицинская страховка?/У вас есть медицинский страховой полис? 라는 표현을 사용한다.
- Вы вступили в медицинскую страховку? 라는 표현은 절대 사용하지 않는다.

연습 문제 2

예시를 참고하여 러시아어 표현을 완성해 보세요.

Прочитайте пример и составьте соответствующие выражения на русском языке.

예시 이 서식지를 작성해주세요. → заполните эту форму.

1. 이 신청서를 작성해주세요. → (заявка) ______________________
2. 이 문진표를 작성해주세요. → (анкета) ______________________
3. 이 서류를 작성해주세요. → (документ) ______________________

상황 3

아래 대화문을 보고 러시아어는 한국어로, 한국어는 러시아어로 통(번)역해 보세요.
Прочитайте диалог и переведите: с русского на корейский, а с корейского на русский.

P. Я инвалид.

N. 장애정도가 어떻게 되시나요?

P. У меня серьёзная инвалидность.

N. 연세가 어떻게 되시나요?

P. Мне шестьдесят лет.

확인하기

상황 3

자신의 통역을 확인해 보세요.
Проверьте свой перевод.

P. Я инвалид.
저는 장애가 있습니다.

N. У вас какая категория инвалидности?
장애정도가 어떻게 되시나요?

P. У меня серьёзная инвалидность.
심한 장애입니다.

N. Сколько вам лет?
연세가 어떻게 되시나요?

P. Мне шестьдесят лет.
예순입니다.

기억해두세요! Запомните!

2019. 7. 1.부터 기존 '장애등급'이 폐지되고 '장애정도' 기준이 도입됨에 따라 '심하지 않은 장애'와 '심한 장애'의 2단계 구분으로 변경되었습니다.

- 장애정도 категория инвалидности
  - 심하지 않은 장애 незначительная инвалидность
  - 심한 장애 серьёзная инвалидность

유용한 표현

의료진이 자주 사용하는 표현
Выражения, часто употребляемые медиками

성함이 어떻게 되세요?	Как вас зовут?
여기서 진료(치료)를 받으신 적이 있나요?	Вы впервые в нашей больнице?
이 서식지를 작성해주세요.	Заполните, пожалуйста, эту форму.
10시에 예약이 가능합니다.	Я могу вас записать на 10 часов.
연세가 어떻게 되세요?	Сколько вам лет?
국적이 어떻게 되세요?	Ваше гражданство?
직업이 어떻게 되세요?	Ваша профессия?
정년 퇴직하셨습니까?	Вы на пенсии?
장애정도가 어떻게 되시나요?	У вас какая категория инвалидности?
집 주소가 어떻게 되십니까?	Ваш домашний адрес?
직장 주소가 어떻게 되십니까?	Адрес вашей работы?
생년월일이 어떻게 되십니까?	Дата рождения?
출생지가 어디십니까?	Место рождения?
집 전화번호가 어떻게 되십니까?	Ваш домашний телефон?
직장 내 위생상태가 어떤가요?	Какие санитарные условия у вас на работе?
가정에서 위생상태가 어떤가요?	Какие санитарные условия у вас дома?
자녀가 있으신가요? 몇 명인가요?	У вас есть дети? Сколько?
자녀는 건강한가요?	Дети здоровы?
가족 중에 심각한 질병을 앓은 사람이 있나요?	В вашей семье кто-либо был серьезно болен?
어디가 불편하신가요?	На что жалуетесь?
과거에 어떤 질병을 앓으셨나요?	Какими болезнями вы болели в прошлом?

어린 시절 어떤 질병을 앓으셨나요?	Какие болезни вы перенесли в детстве? Какими детскими болезнями вы болели?
성홍열(홍역, 수두, 풍진, 백일해, 유행성이하선염(볼거리))을 앓으신 적이 있습니까?	Вы болели скарлатиной (корью, ветряной оспой, краснухой, коклюшем, инфекционным паротитом)?
감염병(말라리아, 폐결핵)을 앓으신 적이 있습니까?	Вы болели инфекционными заболеваниями (малярией, туберкулёзом лёгких)?
당뇨병(고혈압, 비만)은 없으시지요?	У вас не было сахарного диабета (гипертонии, избыточного веса)?
병원에 입원한 적이 있으신가요? 만약 그렇다면, 어떤 이유로 입원하셨나요?	Вы лежали когда-нибудь в больнице? Если да, то по поводу чего?
마약(알코올, 특정 약물) 중독이 있으신가요?	У вас есть пристрастие к наркотикам (спиртным напиткам, какому-нибудь лекарству)?
가족 중 결핵(매독, 암, 당뇨병, 신장병, 심장병, 위장병, 천식, 간질(뇌전증), 고혈압, 알코올중독)을 앓고 있거나 앓은 사람이 있습니까?	В вашей семье были (есть) больные туберкулёзом (сифилисом, онкологией, сахарным диабетом, заболеваниями почек, сердца, желудка, бронхиальной астмой, эпилепсией, гипертонией, алкоголизмом)?
가족 중 정신질환을 앓거나 앓았거나 자살한 사람이 있습니까?	У вас в семьеw есть (были) душевнобольные или покончившие жизнь самоубийством?

환자가 자주 사용하는 표현

Выражения, часто употребляемые пациентами

Где я могу найти ___врача / _____стоматолога?	___ 의사 선생님/____ 치과의사 선생님은 어디 계십니까?
Где расположен кабинет врача?	진료실은 어디 있나요?
Когда можно попасть на приём к врачу?	언제 진료가 가능한가요?
Можно записаться на приём на (время)…?	....시(로) 진료를 예약할 수 있나요?
Надо долго ждать?	오래 기다려야 하나요?
Я болел(-а) такими детскими болезнями, как скарлатина и краснуха.	저는 어릴 때 성홍열, 풍진을 앓은 적이 있습니다.
Я болел(-а) корью и коклюшем.	홍역과 백일해를 앓은 적이 있습니다.
Раньше я болел(-а) малярией.	말라리아에 걸린 적이 있습니다.
У меня раньше были сердечные приступы.	심장 발작이 일어난 적이 있습니다.
Я лежал(-а) однажды в больнице.	병원에 입원한 적이 있습니다.
Я никогда не лежал в больнице.	병원에 입원한 적이 없습니다.
У меня нет пристрастия к наркотикам (спиртным напиткам, лекарствам).	저는 마약(알코올, 약물)에 중독되지 않았습니다.

유익한 용어

Полезные термины

한국어 가나다순	
(주민등록상) 거주지	постоянный адрес (по месту прописки)
근무지 주소	адрес места работы
보험증	страховой полис
생년월일	дата рождения
서식지/양식	медицинская форма
수납창구	больничная касса
연금	пенсия
연금수령자	пенсионер(-ка)
의료보험에 가입되어 있다.	иметь медицинское страхование
장애	инвалидность
장애정도	категория инвалидности
전화번호	номер телефона
주거 환경	жилищные условия
직업	профессия
진료실	кабинет врача
출생지	место рождения
치료	лечение
혼인 여부	семейное положение
환자의 여권상의 사항	паспортные данные больного
환자의 직업	профессия пациента

러시아어 알파벳순	
медицинская форма	서식지/양식
дата рождения	생년월일
категория инвалидности	장애정도
кабинет врача	진료실
семейное положение	혼인 여부
постоянный адрес (по месту прописки)	(주민등록상) 거주지
иметь медицинское страхование	의료보험에 가입되어 있다.
жилищные условия	주거 환경
страховой полис	보험증
инвалидность	장애
профессия пациента	환자의 직업
паспортные данные больного	환자의 여권상의 사항
пенсия	연금
пенсионер(-ка)	연금수령자
место рождения	출생지
профессия	직업
больничная касса	수납창구
номер телефона	전화번호
лечение	치료
адрес места работы	근무지 주소

MEMO

2. 진료비 수납

Оплата за приём врача

통역 하기

상황 1

아래 대화문을 보고 러시아어는 한국어로, 한국어는 러시아어로 통(번)역해 보세요.

Прочитайте диалог и переведите: с русского на корейский, а с корейского на русский.

P. Здравствуйте!

P. Мне хотелось бы записаться на приём к стоматологу.

P. Сколько это будет стоить.

N. 치과 진료비는 4만원입니다.

N. 내일 오전 9시 15분에 진료가 가능합니다. 여권과 의료보험증을 가지고 오세요.

확인 하기

상황 1

자신의 통역을 확인해 보세요.

Проверьте свой перевод.

P. Здравствуйте!

안녕하세요.

P. Мне хотелось бы записаться на приём к стоматологу.

치과 진료예약을 하고 싶습니다.

P. Сколько это будет стоить.

진료비는 얼마인가요?

N. Консультация этого специалиста будет стоить 40 тысяч вон.

치과 진료비는 4만원입니다.

N. Вы можете прийти к нам в клинику завтра в девять пятнадцать утра. При себе необходимо иметь паспорт и страховой полис.

내일 오전 9시 15분에 진료가 가능합니다. 여권과 의료보험증을 가지고 오세요.

연습 문제 1

예시를 참고하여 러시아어 표현을 완성해 보세요.

Прочитайте пример и составьте соответствующие выражения на русском языке.

예시 오전 9시 15분 → записаться к терапевту
пятнадцать минут десятого утра
девять пятнадцать утра

1. 오전 9시 25분 → ______________________
2. 오전 9시 45분 → ______________________
3. 오후 5시 30분 → ______________________
4. 오후 10시 15분 → ______________________
5. 정오/자정 → ______________________

상황 2

아래 대화문을 보고 러시아어는 한국어로, 한국어는 러시아어로 통(번)역해 보세요.

Прочитайте диалог и переведите: с русского на корейский, а с корейского на русский.

P. С кем можно переговорить по вопросу медицинского страхования?

N. 우리 병원의 담당 직원과 의료보험 관련 상담이 가능합니다.

P. Сколько стоит ___ процедура в вашей клинике?

N. 이 __ 시술은 고가입니다.

P. Сколько стоит консультация специалиста?

N. 3만원입니다.

상황 2

자신의 통역을 확인해 보세요.

Проверьте свой перевод.

P. С кем можно переговорить по вопросу медицинского страхования?

의료보험과 관련해서 누구와 상담할 수 있을까요?

N. Наш специалист проконсультирует вас по вопросам медицинского страхования.

우리 병원의 담당 직원과 의료보험 관련 상담이 가능합니다.

P. Сколько стоит ___ процедура в вашей клинике?

___ 시술비가 어떻게 됩니까?

N. Эта процедура очень дорогая.

이 __ 시술은 고가입니다.

P. Сколько стоит консультация специалиста?

진료비는 얼마입니까?

N. 30 тысяч вон.

3만원입니다.

연습 문제 2

예시를 참고하여 러시아어 표현을 완성해 보세요.

Прочитайте пример и составьте соответствующие выражения на русском языке.

예시 Сколько стоит (진료)? → сколько стоит консультация специалиста (приём врача)?

1. Сколько стоит (입원)? → ______________________
2. Сколько стоит (수술)? → ______________________
3. Сколько стоит (검사)? → ______________________

통역 하기

상황 3

아래 대화문을 보고 러시아어는 한국어로, 한국어는 러시아어로 통(번)역해 보세요.

Прочитайте диалог и переведите: с русского на корейский, а с корейского на русский.

P. Здравствуйте.

P. Можно мне квитанцию для медицинского страхования?

N. 네, 물론입니다.

N. 이 설문지를 작성해주시기 바랍니다.

N. 의료보험에 가입되어 있으신가요?

P. У меня есть медицинская страховка, но не знаю, какую клинику мне выбрать.

N. 어느 병원에서 치료를 받고 싶으십니까?

P. Посоветуйте мне, пожалуйста, какую мне клинику выбрать.

N. 보험사 보험에 가입하셨나요?

P. Нет.

상황 3

자신의 통역을 확인해 보세요.

Проверьте свой перевод.

P. Здравствуй(те).
안녕하세요.

P. Можно мне квитанцию для медицинского страхования?
의료보험 때문에 필요한 영수증을 받을 수 있나요?

N. Да, конечно.
네, 물론입니다.

N. Заполните, пожалуйста, эту анкету.
이 설문지를 작성해주시기 바랍니다.

N. Есть ли у вас медицинская страховка?
의료보험에 가입되어 있으신가요?

P. У меня есть медицинская страховка, но не знаю, какую клинику мне выбрать.
의료보험은 있습니다만, 어느 병원을 선택해야 할지 모르겠습니다.

N. В какой клинике вы бы хотели проходить лечение?
어느 병원에서 치료를 받고 싶으십니까?

P. Посоветуйте мне, пожалуйста, какую мне клинику выбрать.
병원을 추천 부탁드립니다.

N. Вы застрахованы в _______ страховой компании?
보험사 보험에 가입하셨나요?

P. Нет.
아니요.

기억해두세요! Запомните!

- 현금으로 결제하실 수 있습니다.
  Вы можете оплатить (оплачивать, расплатиться) наличными.
- 카드로 결제하실 수 있습니다.
  Вы можете оплатить (оплачивать, расплатиться) кредитной картой.
- 원화로 결제하실 수 있습니다.
  Вы можете оплатить (оплачивать, расплатиться) вонами.
- 달러로 결제하실 수 있습니다.
  Вы можете оплатить (оплачивать, расплатиться) долларами.
- 애플페이, 삼성페이로 결제하실 수 있습니다.
  Вы можете оплатить (оплачивать, расплатиться) с помощью Apple Pay, Samsung Pay.

유용한 표현

의료진이 자주 사용하는 표현
Выражения, часто употребляемые медиками

의료보험에 가입되어 있으신가요?	Есть ли у вас медицинская страховка?
의료보험 가입에 필요한 서류를 작성해 주시겠어요?	Не могли бы вы заполнить эти бланки для страхования?
의료보험에 가입하고 싶으세요?	Вы хотите оформить медицинскую страховку?
저희 담당 전문가가 의료보험에 관해 상담을 진행할 것입니다.	Наш специалист проконсультирует вас по вопросам медицинского страхования.
어느 병원에서 치료를 받고 싶은가요?	В какой клинике вы хотели бы проходить лечение?
_____시술은 고가입니다.	____ процедура очень дорогая.
치료받을 수 있는 병원을 몇 군데 추천해드릴 수 있습니다.	Я могу вам предложить несколько клиник для лечения на выбор.
우리 회사 보험에 이미 가입하셨나요?	Вы уже застрахованы в нашей компании?
이 설문지를 작성해주세요.	Заполните, пожалуйста, эту анкету.
어떤 진료를 원하십니까?	Консультация какого специалиста вам нужна?
의료보험의 종류를 선택해주셔야 합니다.	Вы должны выбрать тип медицинского страхования.
모든 의료서비스에 적용되는 의료보험을 원하십니까?	Вы хотите, чтоб ваш страховой полис включал в себя оказание всех медицинских услуг?
신용카드로 지불하시겠습니까?	Вы хотите расплатиться с помощью кредитной карточки?
현금으로 지불하시겠습니까?	Вы расплатитесь наличными?

환자가 자주 사용하는 표현
Выражения, часто употребляемые пациентами

Сколько я вам должен (должна)?	얼마를 지불해야 하나요?
У меня есть страховка.	보험이 있습니다.
Можно мне квитанцию для медицинского страхования?	의료보험에 필요한 영수증을 주시겠습니까?
Я бы хотел(-а) оформить медицинскую страховку и лечиться в этой клинике.	의료보험에 가입하고 이 병원에서 치료를 받고 싶습니다.
Сколько стоит консультация специалиста в этой клинике?	이 병원 전문의와의 상담은 얼마인가요?
При оформлении страховки, смогу ли я в течение года получать бесплатное медицинское обслуживание в этой больнице?	보험에 가입하면 이 병원에서 일 년간 무상치료가 가능한가요?
У меня есть медицинская страховка, но я не знаю, какую клинику выбрать.	의료보험이 있지만 어느 병원을 선택해야 할지 모르겠어요.
Не могли бы вы проконсультировать меня по вопросам медицинского страхования?	의료보험에 관해서 상담을 받을 수 있을까요?
С кем можно поговорить по вопросу медицинского страхования?	의료보험 관련 상담을 누구와 할 수 있을까요?
Какую медицинскую страховку мне лучше оформить?	어떤 의료보험에 가입하는 것이 더 나을까요?
Я проходил(-а) лечение в этой клинике год назад и хотел(-а) бы снова сделать медицинскую страховку, чтобы продолжить лечение здесь.	이 병원에서 1년 전에 치료를 받은 적이 있습니다. 이 곳에서 치료를 계속 받기 위해서 의료보험에 다시 가입하고자 합니다.
Сколько стоит ______ процедура в вашей клинике?	____ 시술비가 얼마입니까?
Мне хотелось бы записаться на приём к стоматологу.	치과 진료예약을 하고 싶습니다.
Сколько будет стоить консультация?	진료비가 얼마나 될까요?
Какие документы нужны при обращении в вашу клинику?	이 병원에서 진료를 받으려면 어떤 서류가 필요한가요?

MEMO

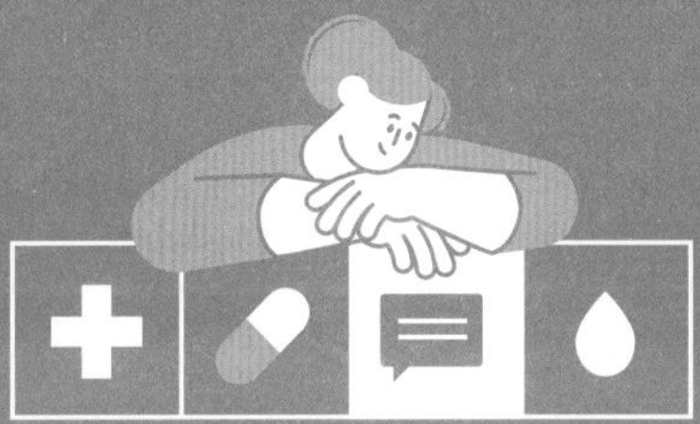

의료서비스
Медицинские услуги

1. 내과 진료

Приём терапевта

통역하기

상황 1

아래 대화문을 보고 러시아어는 한국어로, 한국어는 러시아어로 통(번)역해 보세요.

Прочитайте диалог и переведите: с русского на корейский, а с корейского на русский.

D. 언제부터 아프셨나요?

P. Уже более трёх дней.

D. 언제 첫 증상이 나타났나요?

P. Три месяца назад.

D. 치료를 받으셨나요?

P. Да.

D. 어떤 치료를 받으셨나요?

P. Я принимал лекарства от давления.

P. Я страдаю головными болями и повышенным давлением.

D. 언제 처음으로 고혈압 진단을 받았나요?

P. Мне измеряли раньше давление.

D. 언제 마지막으로 혈압을 재보셨나요?

P. Последний раз мне измеряли давление в прошлом месяце (месяц назад).

D. 소매를 올려주세요.

D. 혈압을 확인하겠습니다.

D. 혈압이 갑자기 올라가나요?

P. Да.

D. 맥박을 확인하겠습니다.

D. 맥박은 정상입니다.

P. У меня нет аппетита.

P. У меня температура.

D. 머리가 아픈가요?

P. У меня всё болит.

P. Я думаю, у меня грипп.

P. Мне нездоровится два дня.

D. 피 검사를 받으셨나요?

P. Да.

D. 검사 결과지를 갖고 있으신가요?

P. Да, вот результаты моих анализов.

D. 검사를 언제 하셨지요?

P. От второго сентября.

D. 검사를 받으신 지 오래되셨습니다. 다시 검사를 받으셔야 합니다.

P. Вы не дадите направление на повторный анализ крови?

D. 피 검사를 다시 받으실 수 있도록 처방을 해드리겠습니다.

상황 1

자신의 통역을 확인해 보세요.

Проверьте свой перевод.

D. Как давно вы больны?
언제부터 아프셨나요?

P. Уже более трёх дней.
3일이 지났습니다.

D. Когда появились первые симптомы заболевания?
언제 첫 증상이 나타났나요?

P. Три месяца назад.
3개월 전이요.

D. Вы лечились по поводу своей болезни?
치료를 받으셨나요?

P. Да.
네.

D. В чём состояло ваше лечение?
어떤 치료를 받으셨나요?

P. Я принимал лекарства от давления.
혈압약을 복용했습니다.

P. Я страдаю головными болями и повышенным давлением.
두통과 고혈압이 있습니다.

D. Когда у вас впервые было обнаружено повышенное давление?
언제 처음으로 고혈압 진단을 받으셨나요?

P. Мне измеряли раньше давление.
이전에 혈압을 재본 적이 있습니다.

D. Когда вам последний раз измеряли давление?
언제 마지막으로 혈압을 재보셨나요?

P. Последний раз мне измеряли давление в прошлом месяце (месяц назад).
지난달에 (한 달 전에) 혈압을 재봤습니다.

D. Закатывайте рукав, пожалуйста.
소매를 올려주세요.

D. Я проверю ваше кровяное давление.
혈압을 확인하겠습니다.

D. У вас резко повышается давление?
혈압이 갑자기 올라가나요?

P. Да.
네.

D. Я должен посчитать ваш пульс.
맥박을 확인하겠습니다.

D. Ваш пульс в порядке.
맥박은 정상입니다.

P. У меня нет аппетита.
식욕이 없어요.

P. У меня температура.
열이 있어요.

D. У вас болит голова?
머리가 아픈가요?

P.
У меня всё болит.
안 아픈 데가 없어요.

P.
Я думаю, у меня грипп.
감기에 걸린 것 같아요.

P.
Мне нездоровится два дня.
이틀째 몸이 좋지 않아요.

D.
D. Вам сделали анализ крови?
피 검사를 받으셨나요?

P.
Да.
네.

D.
У вас есть результаты ваших анализов?
검사 결과지를 갖고 있으신가요?

P.
Да, вот результаты моих анализов.
네, 여기 있습니다.

D.
От какого числа ваши анализы?
검사를 언제 하셨지요?

P.
От второго сентября.
9월 2일 자입니다.

D.
Это старый анализ. Нужен новый.
검사를 받으신 지 오래되셨습니다. 다시 검사를 받으셔야 합니다.

P.
P. Вы не дадите направление на повторный анализ крови?
피 검사를 처방해주시겠습니까?

D.
Я вам дам направление на повторный анализ крови.
피 검사를 다시 받으실 수 있도록 처방을 해드리겠습니다.

기억해두세요! Запомните!

- 피 검사 처방(하다) Направление (направлять) на анализ крови.
- ~ 검사 처방(하다) Направление (направлять) на ~ обследование.
- 전원 의뢰(하다) Направление (направлять) в больницу.
- 약 처방(하다) Выписывать рецепт на лекарство (назначать лекарство).

상황 2

아래 대화문을 보고 러시아어는 한국어로, 한국어는 러시아어로 통(번)역해 보세요.
Прочитайте диалог и переведите: с русского на корейский, а с корейского на русский.

D.
좀 어떠세요?

P. У меня ужасная боль в горле.

D.
먼저 목을 보고 처방을 하도록 하죠.

D.
입을 크게 벌려보세요.

D.
불편한 데가 또 있으신가요?

P. У меня болит грудь при кашле.

D.
기침한 지 얼마나 됐나요?

P. Уже пять дней.

P. Мне больно глотать и у меня осипший голос.

P. У меня, наверное, простуда.

P. У меня небольшая температура.

P. Я чувствую слабость.

D. 속이 메스껍거나 구토하신 적이 있나요?

P. У меня была рвота.

P. Я больше так не могу.

D. 이 약을 복용하시고 일주일 후에 다시 내원하세요.

D. 휴식을 취하셔야 합니다.

D. 심장병이 있으신가요?

P. Да.

D. 심전도 검사를 최근에 언제 받으셨어요?

P. Мне уже давно не назначали ЭКГ.

D. 심전도 검사를 받아 보셔야 합니다.

P. Вы не могли бы мне дать направление на ЭКГ?

상황 2

자신의 통역을 확인해 보세요.
Проверьте свой перевод.

D. Как вы себя чувствуете?
좀 어떠세요?

P. У меня ужасная боль в горле.
목이 너무 아파요.

D. Позвольте, я сначала посмотрю ваше горло, а потом назначу лечение.
먼저 목을 보고 처방을 하도록 하죠.

D. Пожалуйста, откройте широко рот.
입을 크게 벌려보세요.

D. Что вас ещё беспокоит?
불편한 데가 또 있으신가요?

P. У меня болит грудь при кашле.
기침할 때 가슴이 아픕니다.

D. Как давно у вас кашель?
기침한 지 얼마나 됐나요?

P. Уже пять дней.
벌써 5일째예요.

P. Мне больно глотать и у меня осипший голос.
침을 삼킬 때 목이 아프고 목소리도 쉬었어요.

P. У меня, наверное, простуда.
감기인가 봐요.

P. У меня небольшая температура.
미열도 있어요.

P. Я чувствую слабость.
무기력합니다.

D. У вас была тошнота или рвота?
속이 메스껍거나 구토하신 적이 있으신가요?

P. У меня была рвота.
구토했어요.

P. Я больше так не могу.
더 이상 참기가 힘듭니다.

D. Принимайте это лекарство и приходите снова через неделю.
이 약을 복용하시고 일주일 후에 다시 내원하세요.

D. Вам нужно отдохнуть.
휴식을 취하셔야 합니다.

D. Вы страдаете заболеванием сердца?
심장병이 있으신가요?

P. Да.
네.

D. Когда вы в последний раз проходили ЭКГ?
심전도 검사를 최근에 언제 받으셨어요?

P. Мне уже давно не назначали ЭКГ.
심전도 검사를 받은 지 오래 됐습니다.

D. Вам нужно пройти ЭКГ.
심전도 검사를 받아 보셔야 합니다.

P. Вы не могли бы мне дать направление на ЭКГ?
심전도 검사를 처방해주시겠어요?

연습 문제

예시를 참고하여 러시아어 표현을 완성해 보세요.
Прочитайте пример и составьте соответствующие выражения на русском языке.

예시 심장병이 있나요? → Вы страдаете заболеваниями сердца?

1. 신장병이 있나요? → ____________________
2. 당뇨병이 있나요? → ____________________
3. 고혈압이 있나요? → ____________________
4. 갑상선 질환이 있나요? → ____________________
5. 간 질환이 있나요? → ____________________

상황 3

아래 대화문을 보고 러시아어는 한국어로, 한국어는 러시아어로 통(번)역해 보세요.

Прочитайте диалог и переведите: с русского на корейский, а с корейского на русский.

D. 어디가 불편하세요?

P. Кашель мешает мне спать.

D. 기침을 계속하시나요? (마른기침, 기침과 가래)

P. Постоянный.

D. 다른 데는 불편하지 않으십니까?

P. У меня хронический бронхит.

P. Я чувствую боль во время дыхания.

D. 담배를 끊으셔야 합니다.

D. 감기 조심하셔야 합니다.

P. У меня боли в груди.

D. 무엇 때문에 가슴이 아프다고 생각하십니까?

P. У меня сильный кашель.

D. 기침할 때 피가 나오나요?

P. Да.

D. 가슴 어디가 아프신가요?

P. Сейчас я чувствую боль здесь.

D. 콧물이 자주 납니까?

D. Да.

D. У меня частые насморки.

D. 면역력을 강화해야 합니다.

P. У меня болит горло.

D. 침을 삼킬 때 통증이 있나요?

P. Я чувствую боль при глотании.

D. 목이 자주 아프나요?

P. Да.

D. 편도염 때문에 자주 고생하시나요?

P. Нет.

P. У меня высокая температура.

D. 체온을 재보겠습니다.

D. 열이 높습니다.

상황 3

자신의 통역을 확인해 보세요.

Проверьте свой перевод.

D. Что вас беспокоит?

어디가 불편하세요?

P. Кашель мешает мне спать.

기침 때문에 잠을 이룰 수가 없습니다.

D. Кашель постоянный (сухой, с мокротой)?

기침을 계속하시나요? (마른기침, 기침과 가래)

P. Постоянный.

계속합니다.

D. Вас больше ничего не беспокоит?

다른 데는 불편하지 않으십니까?

P. У меня хронический бронхит.

만성 기관지염이 있어요.

P. Я чувствую боль во время дыхания.

숨을 쉴 때 가슴이 아픕니다.

D. Вам необходимо бросить курить.

담배를 끊으셔야 합니다.

D. Вам нельзя простужаться.

감기 조심하셔야 합니다.

P. У меня боли в груди.

가슴이 아파요.

D. С чем вы связываете эти боли?
무엇 때문에 가슴이 아프다고 생각하십니까?

P. У меня сильный кашель.
기침이 심합니다.

D. Вы кашляете кровью?
기침할 때 피가 나오나요?

P. Да.
네.

D. В какой части груди вы ощущаете боли?
가슴 어디가 아프신가요?

P. Сейчас я чувствую боль здесь.
지금 여기에 통증이 있습니다.

D. У вас часто бывает насморк?
콧물이 자주 납니까?

D. Да.
네.

D. У меня частые насморки.
콧물이 자주 납니다.

D. Вам нужно повышать / укреплять иммунитет.
면역력을 강화해야 합니다.

P. У меня болит горло.
목이 아파요.

D. Вы чувствуете боль при глотании?
침을 삼킬 때 통증이 있나요?

P. Я чувствую боль при глотании.
침을 삼킬 때 통증이 있어요.

D. У вас часто болит горло?
목이 자주 아프나요?

P. Да.
네.

D. Вы часто болеете ангиной?
편도염 때문에 자주 고생하시나요?

P. Нет.
아니요.

P. У меня высокая температура.
열이 높아요.

D. Я измерю вам температуру.
체온을 재보겠습니다.

D. У вас высокая температура.
열이 높습니다.

기억해두세요! Запомните!

- 목이 마릅니까? Вы чувствуете сухость в горле?
- 목이 간지러우십니까? Вы чувствуете першение в горле?
- 목이 따끔거립니까? Вы чувствуете жжение в горле?

유용한 표현

의료진이 자주 사용하는 표현
Выражения, часто употребляемые медиками

어디가 불편하세요?	Где у вас болит? Что вас беспокоит? На что вы жалуетесь?
팔다리가 아프세요?	У вас болят конечности?
감기에 걸렸나요?	Вы простужены?
머리가 아픈가요?	У вас болит голова?
속이 메스껍거나 구토를 하시나요?	У вас тошнота или рвота?
눈이 아픈가요?	У вас болят глаза?
귀가 아픈가요?	У вас болят уши?
어느 귀에 통증이 있나요?	Какое ухо у вас болит?
... 에 압박감을 느끼시나요?	Вы испытываете чувство давления в… ?
열이 있나요?	У вас есть температура?
무엇을 드셨나요?	Что вы ели?
이런 상태가 지속된 지 얼마나 됐나요?	Как давно вы себя так чувствуете?
머리가 어지럽나요?	У вас кружится голова?
기침한 지 얼마나 됐나요?	Как давно у вас кашель?
입을 크게 벌려주세요.	Пожалуйста, откройте широко рот.
기침할 때 피가 나오나요?	Вы кашляете кровью?
가슴 어디에 통증이 있나요?	В какой части груди вы ощущаете боли?
통증이 얼마나 오래 지속되나요?	Как долго длятся боли?
기름진 음식을 먹으면 불편하신가요?	Есть ли у вас проблемы с пищеварением после употребления жирной пищи?
식사 후 불편하신가요?	Вы чувствуете себя плохо после еды?
배변은 규칙적인가요?	У вас регулярный стул?
속이 쓰린가요?	У вас изжога?
콧물이 나오나요?	У вас насморк?

재채기 (코막힘) 때문에 자주 불편하신가요?	Вас часто беспокоят сильные приступы чихания (заложенности носа)?
코로 숨 쉬기 불편하신가요?	Вам трудно дышать через нос / носом?
냄새를 잘 구별할 수 있나요?	Вы хорошо различаете запахи?
코감기가 심합니다.	У вас сильный насморк
면역력을 강화해야 합니다.	Вам нужно повышать / укреплять иммунитет.
몸을 너무 덥거나 차갑게 하면 안됩니다.	Вам нельзя переохлаждаться, перегреваться.
코를 푸세요!	Высморкайте нос!
목이 자주 아픈가요?	У вас часто болит горло?
편도염 때문에 자주 고생하나요?	Вы часто болеете ангиной?
목이 따끔거리거나 간질간질한 느낌이 있으신가요?	Першит ли у вас в горле?
사레들렸습니까?	Вы подавились?
카타르성 편도염입니다.	У вас катаральная ангина.
숨을 쉴 때 통증이 있나요?	Вы чувствуете боль во время дыхания?
옆구리에 찌르는듯한 통증이 있나요?	Не беспокоят ли вас колющие боли в боку?
숨을 들이쉴 때 (기침할 때) 통증이 더 심해지나요?	Боль усиливается при вдохе (кашле)?
심호흡할 때 통증이 있나요?	Глубокий вдох вызывает боль?
코로 숨을 들이마시고 내쉬세요 (다시 한번).	Вдохните и выдохните через нос (ещё раз).
숨을 깊게 내쉬세요.	Сделайте полный выдох.
기침 때문에 잠을 이루기 어렵나요?	Кашель мешает вам спать?
기침할 때 가래가 나오나요?	У вас выделяется мокрота при кашле?
가래는 어떤 색인가요?	Какого цвета мокрота?
만성 (급성) 기관지염입니다.	У вас хронический (острый) бронхит.
감기 조심하세요.	Вам нельзя простужаться.
담배를 끊으셔야 합니다.	Вам необходимо бросить курить.
깊게 숨을 들이마실 수 없나요?	Вы не можете глубоко вдохнуть?
천식 때문에 고생하시나요?	Вы страдаете бронхиальной астмой?
몇 년째죠?	Сколько лет?

피 검사를 받으셨나요?	Вам проводили анализ крови?
소변 검사(대변 검사) 결과지를 가져오셨나요?	У вас с собой результаты анализа мочи (кала)?
검사 결과지를 갖고 있나요?	У вас есть результаты ваших анализов?
검사를 언제 하셨지요?	От какого числа ваши результаты?
검사를 받으신 지 오래되셨습니다. 다시 검사를 받으셔야 합니다.	Эта старый анализ. Нужен новый.
피 검사(소변 검사, 대변 검사)를 처방해드리겠습니다.	Вам дам направление на анализ крови (мочи, кала).
검사 결과는 정상입니다. (좋지 않습니다. 변화가 없습니다. 좋아졌습니다. 나빠졌습니다.)	Лабораторные анализы нормальные (плохие, без изменений, стали лучше, хуже).
치료 후 검사를 다시 해봐야 합니다.	После лечения надо повторить все анализы.
~ 검사는 당장 받으셔야 합니다.	~ анализы нужно сделать срочно.
환자의 검사 결과가 나왔나요?	Готовы результаты анализов больного?
소변(대변, 위액) 검사 결과가 어떤가요?	Какие результаты анализов мочи (кала, желудочного сока)?
악성세포가 있는지 확인해봐야 합니다.	Надо уточнить наличие злокачественных клеток.

환자가 자주 사용하는 표현
Выражения, часто употребляемые пациентами

У меня всё болит.	온몸이 아파요.
У меня болит горло.	목이 아파요.
У меня ужасная боль в горле.	목이 너무 많이 아파요.
У меня вздутие живота (метеоризм).	배에 가스가 찹니다.
У меня болят глаза.	눈이 아파요.
У меня боли в груди.	가슴에 통증이 있어요.
Я чувствую себя нездоровым. Мне нездоровится.	몸이 좀 이상해요. 몸 상태가 좋지 않아요.
Я чувствую себя в последнее время обессиленным и усталым.	요즘 피곤하고 무기력해요.
Я чувствую слабость.	무기력합니다. 기운이 없어요.
Я больше так не могу.	더 이상은 못 참겠어요.
Я могу много есть, но не прибавляю в весе.	많이 먹는데도 살이 찌지 않아요.
Я думаю, у меня температура.	열이 있는 것 같아요.
У меня небольшая температура.	미열이 있어요.
Это ухо болит.	이쪽 귀가 아파요.
Оба уха болят.	양쪽 귀가 아파요.
У меня страшная простуда.	감기가 심해요.
Уже более ... дней.	벌써 ...일째예요.
Мне больно глотать и у меня осипший голос.	침을 삼킬 때 목이 아프고 목소리가 쉬었어요.
Я думаю, у меня грипп.	독감기인 것 같아요.
У меня болит грудь при кашле.	기침할 때 가슴이 아파요.
У меня болит горло.	목이 아파요.
У меня сильный кашель.	기침이 심해요.
У меня кардиостимулятор.	심장 박동기가 있어요.
У меня нет аппетита.	식욕이 없어요.

Меня тошнит.	속이 울렁거립니다.
Мне не хочется есть.	먹고 싶은 생각이 없습니다.
У меня рвота.	구토를 해요.
Я съел что-то плохое.	뭔가 상한 음식을 먹은 것 같아요.
У меня ужасное расстройство желудка.	배탈이 심합니다.
У меня насморк.	콧물이 나와요.
Мне трудно дышать через нос.	코로 숨쉬기가 힘듭니다.
У меня часто бывает насморк.	코감기에 자주 걸려요.
Я подавился (-ась).	사레들렸습니다.
У меня часто болит горло.	목이 자주 아파요.
Я чувствую боль при глотании.	침을 삼킬 때 통증이 있어요.
Я чувствую боль во время дыхания.	숨을 쉴 때 통증이 있어요.
Глубокий вдох вызывает боль.	숨을 크게 들이 쉴 때 통증이 있어요.
Кашель мешает мне спать.	기침 때문에 잠을 이룰 수가 없어요.
Боль усиливается при вдохе (кашле).	숨을 들이쉴 때(기침할 때) 통증이 심해져요.
У меня постоянный кашель.	기침이 낫지 않아요.
У меня сухой кашель.	마른기침을 해요.
У меня кашель с мокротой.	가래기침을 해요.
У меня хронический бронхит.	만성 기관지염이 있어요.
Я страдаю бронхиальной астмой.	기관지 천식을 앓고 있어요.

유익한 용어
Полезные термины

한국어 가나다순	
(침) 삼킬 때의 통증	боль при глотании
가글하다	полоскать горло
가래	мокрота
가려움	зуд
견디기 힘든 극심한 통증	боль безумная
극심한 통증	боли ужасные
근육통	боль мышечная
급통, 날카로운 통증	боль резкая
내과의사	терапевт
둔통	боль тупая
따가움 (상처를 소독할 때 느끼는 통증)	пощипывание
면역력 강화	повышать / укреплять иммунитет
목 간지러움	першение (в горле)
목이 따끔거림	жжение в горле
배에 가스가 차 복부가 팽창한 상태	вздутие, метеоризм живота
복부팽창	вздутие, метеоризм живота
불치병	неизлечимая болезнь
산통	колика
소화 불량, 배탈	расстройство желудка
심장 박동기	кардиостимулятор
심한 통증	боль выраженная / боль сильная
아프다	болеть
연금	пенсия

연금수령자	пенсионер(-ка)
요로결석증	мочекаменная болезнь
욱신거리는 통증	боль ноющая
의료보험에 가입되어 있다.	иметь медицинское страхование
재채기 발작	приступы чихания
저체온	переохлаждение организма
지속적인 통증	боли длительные (= постоянные) / боль непрекращающаяся
참을 수 없는 통증	боль невыносимая
참을만한 통증	боль терпимая
치료가 가능한 질병	излечимая болезнь
칼에 베인 듯한 통증	боль режущая
코로 숨 쉬는 것	дыхание через нос / носом
코막힘	заложенность носа
콕콕 찌르는 듯한 통증	боль колющая
타는 듯한 통증	боль жгучая
통증	боли (боль)
통증 발작	приступ боли
후각	обоняние
흡입, 흡입 요법	ингаляция

러시아어 알파벳순	
болеть	아프다
боли (боль)	통증
боли длительные (= постоянные)	지속적인 통증
боли ужасные	극심한 통증
боль терпимая	참을만한 통증
боль безумная	견디기 힘든 극심한 통증
боль выраженная	심한 통증
боль жгучая	타는 듯한 통증
боль иррадиирующая	반사통 (실제의 환부와 떨어진 자리에서 느껴지는 통증)
боль колющая	콕콕 찌르는 듯한 통증
боль мышечная	근육통
боль невыносимая	참을 수 없는 통증
боль непрекращающаяся	지속적인 통증
боль ноющая	욱신거리는 통증
боль при глотании	(침) 삼킬 때의 통증
боль режущая	칼에 베인 듯한 통증
боль резкая	급통, 날카로운 통증
боль сильная	심한 통증
боль тупая	둔통
вздутие, метеоризм живота	복부팽창, 배에 가스가 차 복부가 팽창한 상태
дыхание через нос / носом	코로 숨 쉬는 것
жжение в горле	목이 따끔거림
заложенность носа	코막힘
зуд	가려움
излечимая болезнь	치료가 가능한 질병

ингаляция	흡입, 흡입 요법
кардиостимулятор	심장 박동기
колика	산통
мокрота	가래
мочекаменная болезнь	요로결석증
неизлечимая болезнь	불치병
обоняние	후각
переохлаждение организма	저체온
першение (в горле)	(목) 간지러움
повышать/укреплять иммунитет	면역력을 높이다
полоскать горло	가글하다
пощипывание	따가움 (상처를 소독할 때 느끼는 통증)
приступ боли	통증 발작
приступы чихания	재채기 발작
расстройство желудка	소화 불량, 배탈
стул	대변
терапевт	내과의사

MEMO

2. 외과 진료

Приём хирурга

통역하기

상황 1

아래 대화문을 보고 러시아어는 한국어로, 한국어는 러시아어로 통(번)역해 보세요.
Прочитайте диалог и переведите: с русского на корейский, а с корейского на русский.

D. 어디가 불편하세요?

P. У меня колющая боль в нижней части спины.

D. 얼마나 자주 아프세요?

P. Постоянно.

D. X-ray를 찍어봐야겠어요.

P. Вы можете выписать мне что-нибудь от болей?

D. 네.

D. 아프기 시작한 지 얼마나 됐나요?

P. Прошло два дня.

P. Что со мной?

D. 척주측만증입니다.

D. X-ray 사진은 어디 있어요?

P. Вот они.

D. X-ray 사진을 보면서 설명할게요.

D. 이 사진상 이상 소견이 없네요.

P. Как часто я должен (должна) проходить рентгеновское исследование грудной клетки?

D. 1년에 1번씩 X-ray 검사를 받아야 합니다.

상황 1

자신의 통역을 확인해 보세요.
Проверьте свой перевод.

D. Что вас беспокоит?
어디가 불편하세요?

P. У меня колющая боль в нижней части спины.
허리 아래쪽에 찌르는 듯한 통증이 있어요.

D. Как часто возникает боль?
얼마나 자주 아프세요?

P. Постоянно.
계속이요.

D. Нужно сделать рентген.
X-ray를 찍어봐야겠어요.

P. Вы можете выписать мне что-нибудь от болей?
진통제를 처방해줄 수 있나요?

D. Да.
네.

D. Как давно Вас беспокоят боли?
아프기 시작한 지 얼마나 됐나요?

P. Прошло два дня
이틀 지났습니다.

P. Что со мной?
왜 그런 건가요?

D. У вас искривление позвоночника.

척주측만증입니다.

D. Где ваши рентгеновские снимки?

X-ray 사진은 어디 있어요?

P. Вот они.

여기 있습니다.

D. Давайте посмотрим снимки, и я всё разъясню.

X-ray 사진을 보면서 설명 드릴게요.

D. На этом снимке нет изменений.

이 사진상 이상 소견이 없네요.

P. Как часто я должен (должна) проходить рентгеновское исследование грудной клетки?

얼마나 자주 흉부 X-ray 검사를 받아야 하나요?

D. Вы должны проходить рентгеновское исследование грудной клетки один раз в год.

1년에 1번씩 X-ray 검사를 받아야 합니다.

연습 문제 1

예시를 참고하여 러시아어 표현을 완성해 보세요.
Прочитайте пример и составьте соответствующие выражения на русском языке.

예시 아프기 시작한 지 얼마나 되었나요? → Сколько времени прошло после начала болей?
→ Как давно начались боли?

1. 치료를 시작한 지 얼마나 되었나요?

→ ____________________

2. 약을 복용하기 시작한 지 얼마나 되었나요?

→ ____________________

3. 치아 임플란트를 하신 지 얼마나 되었나요?

→ ____________________

4. MRI 검사를 하신 지 얼마나 되었나요?

→ ____________________

5. 담배를 끊으신 지 얼마나 되었나요?

→ ____________________

상황 2

아래 대화문을 보고 러시아어는 한국어로, 한국어는 러시아어로 통(번)역해 보세요.
Прочитайте диалог и переведите: с русского на корейский, а с корейского на русский.

D. 어디가 불편하세요?

P. У меня болит левая нога.

D. 무릎을 구부려보세요.

D. 다리를 펴보세요.

D. 여기가 아프신가요?

P. Нет.

D. 몇 걸음 걸어보세요.

P. У меня опухла нога.

D. 인대염좌입니다.

D. 다리 X-ray를 찍어봐야 합니다.

P. Что показывает рентгеновский снимок?

D. X-ray 사진을 봅시다.

P. Разъясните мне, пожалуйста, описание снимков.

D. X-ray로는 인대염좌가 확인됩니다.

상황 2

자신의 통역을 확인해 보세요.

Проверьте свой перевод.

D. Что вас беспокоит?
어디가 불편하세요?

P. У меня болит левая нога.
왼쪽 다리가 아파요.

D. Согните колено (ногу).
무릎을 구부려보세요.

D. Выпрямите ногу.
다리를 펴보세요.

D. Здесь больно?
여기가 아프신가요?

P. Нет.
아니요.

D. Сделайте, пожалуйста, несколько шагов.
몇 걸음 걸어보세요.

P. У меня опухла нога.
다리가 부었습니다.

P. У вас растяжение связок.
인대염좌입니다.

P. Нужно сделать рентген вашей ноги.
다리 X-ray를 찍어봐야 합니다.

P. Что показывает рентгеновский снимок?

X-ray 검사 결과가 어떻습니까?

P. Давайте посмотрим снимки.

X-ray 사진을 봅시다.

P. Разъясните мне, пожалуйста, снимки.

X-ray 사진을 설명해주세요.

P. По рентгену у вас растяжение связок.

X-ray로는 인대염좌가 확인됩니다.

연습 문제 2

한국어 문장을 러시아어로 번역해 보세요.
Переведите предложения с корейского на русский.

1. 팔을 구부려보세요. → ______________________
2. 팔을 펴보세요. → ______________________
3. 손가락을 구부려보세요. → ______________________
4. 손가락을 펴보세요. → ______________________
5. 다리를 구부려보세요. → ______________________
6. 다리를 펴보세요. → ______________________

상황 3

아래 대화문을 보고 러시아어는 한국어로, 한국어는 러시아어로 통(번)역해 보세요.

Прочитайте диалог и переведите: с русского на корейский, а с корейского на русский.

D. 여기가 아프신가요?

D. 탈장이 있나요?

P. Я не знаю.

D. 식후 숨 쉬기가 힘든가요?

P. Нет.

D. 사타구니 쪽이 불편하세요?

P. Да.

D. 이런 혹이 생긴 지 오래됐나요?

P. Да.

P. Эта припухлость у меня уже давно.

D. 가족이나 친척 중에 암투병하신 분이 있나요?

P. Нет.

D. 기침할 때 (힘을 줄 때, 일어날 때) 혹이 더 커지나요?

P. Припухлость увеличивается при кашле.

D. 3개월간 무리한 신체활동을 하시면 안 됩니다.

D. 복부초음파 검사를 해야 합니다.

P. Дайте мне, пожалуйста, направление на ультразвуковое исследование.

D. 초음파 검사 당일엔 금식하시고 오셔야 합니다.

P. Для чего мне нужно сделать ультразвуковое исследование?

상황 3

자신의 통역을 확인해 보세요.
Проверьте свой перевод.

D. Здесь больно?
여기가 아프신가요?

D. У вас есть грыжа?
탈장이 있나요?

P. Я не знаю.
모르겠습니다.

D. Нет ли у Вас одышки после приёма пищи?
식후 숨 쉬기가 힘든가요?

P. Нет.
아니요.

D. Вы испытываете неудобства в паху?
사타구니 쪽이 불편하세요?

P. Да.
네.

D. Эта опухоль у Вас уже давно?
이런 혹이 생긴 지 오래됐나요?

P. Да.
네.

P. Эта припухлость у меня уже давно.
이 혹은 오래됐습니다.

D. Кто-либо из ваших родственников болел онкологическими заболеваниями?

가족이나 친척 중에 암투병을 하신 분이 있나요?

P. Нет.

아니요.

D. Припухлость увеличивается при кашле?

기침할 때 더 커지나요?

P. Припухлость увеличивается при кашле.

기침할 때 혹이 더 커집니다.

D. В течение трёх месяцев старайтесь избегать тяжелой физической нагрузки.

3개월간 무리한 신체활동을 하시면 안 됩니다.

D. Вам надо сделать ультразвуковое исследование (УЗИ) органов брюшной полости.

복부초음파 검사를 해야 합니다.

P. Дайте мне, пожалуйста, направление на ультразвуковое исследование.

초음파 검사를 처방해주세요.

D. В день УЗИ приходите на голодный желудок.

초음파 검사 당일엔 금식하시고 오셔야 합니다.

P. Для чего мне нужно сделать ультразвуковое исследование?

초음파 검사는 왜 받아야 합니까?

기억해두세요! Запомните!

• 사타구니(서혜부)	паховая область (пах)
• 배꼽부위	область пупка
• 혹	шишка, припухлость
• 금식(상태)	натощак
• 공복(상태)	голодный желудок
• 금식하고 오세요	приходите натощак (на голодный желудок).
• 금식하세요	надо голодать (нельзя ничего есть и пить).

유용한 표현

의료진이 자주 사용하는 표현
Выражения, часто употребляемые медиками

3개월간 무리한 신체활동을 하시면 안 됩니다.	В течение трёх месяцев старайтесь избегать тяжелой физической нагрузки.
아픈 다리에 힘을 주지 마세요.	Не давайте полную нагрузку на больную ногу
다리(팔)를 구부려 (펴)주세요.	Согните (разогните) ногу (руку)
심한 평발이네요.	У вас выраженное плоскостопие.
특수 신발을 착용하셔야 합니다. (아치 지지대 깔창).	Вам нужно носить ортопедическую обувь (супинаторы, вкладные стельки).
관절염입니다.	У вас артрит.
혹이 생긴 지 오래됐나요?	У вас давно эта опухоль (припухлость)?
기침할 때 (힘을 줄 때, 일어날 때) 더 커지나요?	Припухлость увеличивается при кашле (при напряжении, когда вы встаёте)?
탈장이 있나요?	У вас есть грыжа?
장 꼬임(장염전)은 언제 발생했습니까?	Когда случился заворот кишок?
근육염좌입니다.	У вас растяжение мышц.
아프기 시작한 지 얼마나 되었나요?	Как давно вас беспокоят боли?
척주측만증입니다.	У вас искривление позвоночника.
다리 X-ray를 찍어봐야 합니다.	Нужно сделать рентген вашей ноги.
X-ray를 보면...	На рентгеновском снимке видно...
몇 걸음 걸어보세요.	Сделайте, пожалуйста, несколько шагов.
굽힐 수 있는 만큼 팔을 구부려보세요.	Согните руку, насколько это возможно.
무릎을 구부려보세요.	Согните колено
다리를 펴보세요.	Выпрямите ногу.
증상을 설명할 수 있나요?	Вы можете описать симптомы?
얼마나 자주 아프십니까?	Как часто возникает боль?
종양이 생긴 지 얼마나 됐나요?	Как давно у вас эта опухоль?

오래됐나요? 오래되지 않았나요?	Давно? Недавно?
가족 중 암투병하신 분이 있나요?	Кто-либо из ваших родственников болел онкологическим заболеванием?
유방암(자궁암, 요관암, 식도암)이 의심됩니다.	Подозревается злокачественная опухоль (рак) молочной железы (матки, мочеточника, пищевода).
방사선치료로 종양이 작아졌어요.	В результате лучевой терапии произошло уменьшение опухоли.
탈장 벨트를 작용하십니까?	Вы носите грыжевой бандаж?
탈장을 손으로 밀어 넣으면 절대 안됩니다.	Вправление грыжи недопустимо.
흉부 X-ray를 매년 받으셔야 합니다.	Вы должны проходить рентгеновское исследование грудной клетки каждый год.
X-ray 검사 당일엔 금식하셔야 합니다.	В день рентгеновского исследования необходимо голодать.
흉부(쓸개, 신장) X-ray를 찍어야 합니다.	Вам нужно сделать рентгеновское исследование грудной клетки (жёлчного пузыря, почек).
X-ray 사진이 어디 있나요?	Где ваши рентгеновские снимки?
이 X-ray 사진상 이상 소견이 없습니다.	На этом снимке не обнаружено никаких отклонений.
영상에서 십이지장 궤양이 보입니다.	На вашем снимке видна язва двенадцатиперстной кишки.
머리 X-ray를 찍어야 합니다.	Вам нужно сделать снимок черепа.
요오드나 요오드 함유 약물에 대해 과민 반응을 보인 적이 있었나요?	У вас была повышенная чувствительность к йоду (йодистым препаратам)?
X-ray 기계 앞에 서세요. (받침대에 올라서세요, 기계 앞으로 가까이 서주세요, 기계 앞에 등을 대고 서주세요.)	Встаньте перед рентгеновским аппаратом (встаньте на подставку, подойдите и встаньте перед аппаратом, встаньте спиной к аппарату).
손을 허리(머리 뒤)에 두세요.	Положите руки на пояс (на затылок) /
팔꿈치를 앞으로 하세요.	Поднимите локти вперед.
깊게 숨을 쉬세요!	Дышите глубже!
숨을 참으세요. 숨 쉬지 마세요!	Задержите дыхание. Не дышите!

계단 조심하세요.	Осторожно, ступенька!
뼈와 관절 손상은 없습니다.	Кости и суставы не повреждены.
초음파 검사를 받으셔야 합니다.	Вам надо сделать УЗИ.
골반초음파 검사를 받으셔야 합니다.	Вам нужно сделать ультразвуковое исследование органов малого таза.
복부초음파 검사를 받으셔야 합니다.	Вам надо сделать ультразвуковое исследование органов брюшной полости
초음파 검사 당일엔 금식하셔야 합니다.	В день ультразвукового исследования ничего не ешьте.
초음파 검사 결과를 설명하겠습니다.	Давайте посмотрим описание ультразвукового исследования.
탈의하세요.	Разденьтесь, пожалуйста.
왼쪽(오른쪽)으로 돌아누우세요.	Повернитесь и лягте на левый (правый) бок!
소매를 올려주세요.	Закатайте рукав, пожалуйста.
혈압을 재보겠습니다.	Я измерю вам давление
혈압을 확인하겠습니다.	Я проверю ваше кровяное давление.
맥박을 확인해보겠습니다.	Я измерю ваш пульс.
맥박은 정상입니다.	Ваш пульс в порядке.
체온을 재보겠습니다.	Я измерю вам температуру.
열이 높으십니다. 고열입니다.	У вас высокая температура.
누워계세요.	Вам нужен постельный режим.
지금 당장 입원하셔야 합니다.	Вам нужно срочно лечь в больницу.
심장과 폐를 청진해보겠습니다.	Я прослушаю ваше сердцебиение и лёгкие.
숨을 깊게 들이쉬세요. 다시 한번 깊게 숨을 들이마시세요.	Пожалуйста, глубоко вдохните. Еще раз глубоко вдохните.
숨을 참으세요.	Задержите дыхание.
두통이나 고혈압이 있으신가요?	Страдаете ли вы головными болями или повышенным давлением?
열이 있나요?	Есть ли у вас температура?

예전에 혈압을 재보셨나요?	Вам измеряли раньше давление?
평소 혈압이 어떻게 되세요?	Какое ваше обычное давление?
고혈압(저혈압, 정상혈압)입니까?	У Вас высокое (низкое, нормальное) давление?
최근에 언제 혈압을 재보셨나요?	Когда вам последний раз измеряли давление?
혈압이 ...입니다.	У вас давление...
혈압이 갑자기 올라가나요?	У вас резко повышается давление?
부모님께서 고혈압을 앓으셨나요?	У ваших родителей было повышенное давление?
언제 처음으로 고혈압(저혈압)인 것을 알았나요?	Когда у вас впервые было обнаружено повышенное (пониженное) давление?
심전도 검사를 받아야 합니다.	Вам нужно сделать ЭКГ.
맥박을 확인해보겠습니다.	Давайте я проверю ваш пульс.
심장질환이 있나요?	У вас есть заболевание сердца?
심장병 때문에 관찰 중이신가요?	Вы наблюдаетесь по поводу заболевания сердца?
최근에 언제 심전도 검사를 받으셨나요?	Когда вам последний раз делали ЭКГ?
혈압을 체크할 수 없습니다.	Невозможно измерить артериальное давление.

환자가 자주 사용하는 표현

Выражения, часто употребляемые пациентами

У меня ужасные боли в плече.	어깨 통증이 심합니다.
У меня болит левая нога.	왼쪽다리가 아파요.
У меня опухла нога / рука.	다리/팔이 부었어요.
У меня растяжение мышц.	근육이 늘어났어요.
У меня колющая боль в нижней части спины.	허리에 찌르는 듯한 통증이 있어요.
У меня артрит.	관절염이 있어요.
Здесь больно.	여기가 아파요.
У меня тупая боль в плече.	어깨가 무지근하게 아파요. (어깨의 둔통이 있어요.)
У меня артрит локтевого сустава.	팔꿈치 관절염이 있어요.
Вы можете выписать мне что-нибудь от болей?	진통제를 처방해줄 수 있나요?
У меня искривление позвоночника.	척주측만증이 있어요.
Эта опухоль у меня уже давно.	이 종양(혹)은 오래 전부터 있었어요.
Я ношу грыжевой бандаж.	탈장대를 착용하고 다녀요.
Можно ли вправить грыжу?	탈장을 다시 넣을 수 있나요?
Зачем делали рентген?	어떤 목적으로 X-ray를 찍었나요?
Давайте посмотрим рентгеновские снимки.	X-ray 사진을 봅시다.
Разъясните мне, пожалуйста, описание снимков.	X-ray 결과를 설명해주세요.
Я принимаю лекарство от давления.	혈압약을 복용 중입니다.
У меня повышенное кровяное давление.	고혈압입니다.
У меня высокая температура.	열이 높습니다.
Есть ли у меня температура?	저한테 열이 있나요?
Мне сделали анализ крови.	혈액검사를 받았습니다.
Мне сделали анализ мочи (кала).	소변 (대변) 검사를 받았습니다.

Не могли бы вы дать направление на повторный анализ крови (мочи, кала)?	혈액 (소변, 대변) 검사를 다시 받을 수 있도록 처방해주시겠습니까?
Готовы результаты моих анализов?	검사결과가 나왔나요?
Дайте мне, пожалуйста, направление на рентгеновское исследование.	X-ray 검사를 처방해주세요.
Можно есть в день рентгеновского исследования?	X-ray 검사 당일 음식을 먹어도 되나요?
Как часто я должен (должна) проходить рентгеновское исследование грудной клетки?	얼마나 자주 흉부 X-ray 검사를 받아야 하나요?
Дайте мне, пожалуйста, направление на ультразвуковое исследование.	초음파 검사를 처방해주세요.
Для чего мне нужно сделать ультразвуковое исследование?	무엇 때문에 초음파 검사를 받아야 하나요?
Я страдаю головными болями и повышенным давлением.	두통과 고혈압이 있습니다.
У меня температура.	저는 열이 있습니다.
Мне измеряли раньше давление.	이전에 혈압을 재본 적이 있습니다.
Последний раз мне измеряли давление в прошлом месяце (месяц назад).	지난달에 (한 달 전에) 마지막으로 혈압을 재봤습니다.
Мне уже давно не делали ЭКГ.	오랫동안 심전도 검사를 받지 않았습니다.
Вы не могли бы мне дать направление на ЭКГ?	심전도 검사를 처방해주시겠습니까?

유익한 용어

Полезные термины

한국어 가나다순	
가래, 객담 검사	анализ мокроты
가위	ножницы
기기	прибор
기생충 검사	анализ на наличие паразитов
담즙 검사	анализ желчи
대동맥조영술	аортография
대변 검사	анализ кала
도포 표본	мазок
두통	головная боль
락스	отбеливатель
메스	скальпель
미세조직 검사	гистологическое исследование
바늘	игла
세균배양 검사	бактериологический посев
역행성 요도조영 검사(RGU)	ретроградная уретрография
위액	желудочный сок
위액산도	кислотность желудочного сока
유두종	папиллома
인대염좌	растяжение связок
재검	повторный анализ
종양	опухоль
종양 제거	удаление опухоли
종양 증식	рост опухоли

집게	пинцет, щипцы
치료, 교정 후 시행하는 X-ray 검사	контрольное рентгеновское исследование
혈관조영술	ангиография
혈당	сахар крови
혈압	кровяное давление
혈액 검사	анализ крови
혈액단백질	белок крови
화학요법 (항암치료)	химиотерапия
흡입, 흡입 요법	ингаляция
힘줄(건)염좌	растяжение сухожилий

러시아어 알파벳순	
прибор	기기
артрит	관절염
осанка	(몸의) 자세
химиотерапия	화학요법(항암치료)
контрольное рентгеновское исследование	치료, 교정 후 시행하는 X-ray 검사
пинцет, щипцы	핀셋, 집게
грыжа	탈장
вправление грыжи	탈장환원
злокачественная опухоль	악성종양
растяжение мышцы	근육염좌
папиллома	유두종
плоскостопие	평발
рентгеновский снимок	X-ray 사진
скальпель	메스
ножницы	가위
растяжение связок	인대염좌
растяжение сухожилий	힘줄(건)염좌
ущемление грыжи	탈장낭 내 장이 낀 상태(감돈)
хирургическая игла	외과용 바늘(봉합침)
шприц	주사기
опухоль	종양
рост опухоли	종양 증식
удаление опухоли	종양 제거
кислотность желудочного сока.	위액산도
результаты анализов	검사 결과

анализ на наличие паразитов	기생충 검사
ангиография	혈관조영술
аортография	대동맥조영술
направление на анализ (обследование)	검사 처방
анализ желчи	담즙 검사
анализ крови	혈액 검사
кровяное давление	혈압
белок крови	혈액단백질
сахар крови	혈당
кардиограмма / электрокардиограмма (ЭКГ)	심전도(ECG)
обследование ЭКГ	심전도 검사
анализ мокроты	가래, 객담 검사
анализ кала	대변 검사
желудочный сок	위액
общий клинический анализ крови	일반 혈액 검사
лаборатория	Lab
измерять давление	혈압을 재다
методы рентгенологического исследования	X-ray 검사 방법
микроскоп	현미경
бактериологический посев	세균배양 검사
реакция	반응
повторный анализ	재검
рентгеновский (рентгенологический) снимок	X-ray 사진
рентгенологический снимок (в норме и при наличии патологий) костей (суставов)	뼈(관절) X-ray 사진 (이상 소견 무/유)

мазок	도포 표본
ретроградная уретрография	역행성 요도조영 검사(RGU)

3. 피부과 진료
Приём дерматолога

통역하기

상황 1

아래 대화문을 보고 러시아어는 한국어로, 한국어는 러시아어로 통(번)역해 보세요.
Прочитайте диалог и переведите: с русского на корейский, а с корейского на русский.

D. 어디가 불편하신가요?

P. У меня ощущение болезненности кожи.

D. 건성 피부인가요? (지성 피부, 민감성 피부, 거친 피부, 부드러운 피부인가요?)

P. У меня сухая кожа.

P. У меня шелушение кожи.

P. У меня зуд.

D. 피부에 발진이 있는 데가 있습니까?

P. У меня постоянно появляются прыщики на лице.

D. 가렵고 나서 여드름이 났나요? 아니면 여드름이 먼저 났나요?

P. Сначала появилось покраснение, потом зуд.

P. Вы не могли бы назначить мне какую-нибудь мазь от зуда.

상황 1

자신의 통역을 확인해 보세요.
Проверьте свой перевод.

D. Что вас беспокоит?
어디가 불편하신가요?

P. У меня ощущение болезненности кожи.
피부 표면이 아픕니다.

D. У вас кожа сухая (жирная, чувствительная, грубая, нежная)?
건성 피부인가요? (지성 피부, 민감성 피부, 거친 피부, 부드러운 피부인가요?)

P. У меня сухая кожа.
건성 피부입니다.

D. У меня шелушение кожи.
피부에 각질이 생깁니다.

P. У меня зуд.
피부가 가렵습니다.

D. У вас есть высыпания на коже?
피부에 발진이 있는 데가 있습니까?

P. У меня постоянно появляются прыщики на лице.
얼굴에 항상 여드름이 납니다.

P. Что появилось вначале – зуд или прыщи?
가렵고 나서 여드름이 났나요? 아니면 여드름이 먼저 났나요?

P. Сначала появилось покраснение, потом зуд.
먼저 피부가 붉어졌고 그 다음에는 가렵기 시작했습니다.

P. Вы не могли бы назначить мне какую-нибудь мазь от зуда.
가려운 데 사용할 수 있는 연고를 처방해 줄 수 없습니까?

연습 문제 1

예시를 참고하여 러시아어 표현을 완성해 보세요.
Прочитайте пример и составьте соответствующие выражения на русском языке.

예시 건성 피부 сухая кожа → 건성 피부의 정도 сухость кожи

1. 지성 피부 ________ → ____________________
2. 민감성 피부 ________ → ____________________
3. 거친 피부 ________ → ____________________
4. 피부 부종 ________ → ____________________

상황 2

아래 대화문을 보고 러시아어는 한국어로, 한국어는 러시아어로 통(번)역해 보세요.
Прочитайте диалог и переведите: с русского на корейский, а с корейского на русский.

D. 어디가 불편하신가요?

P. Меня беспокоят эти высыпания.

D. 발진이 계절(겨울, 여름, 가을, 봄)과 관련이 있습니까?

P. Нет.

D. 어디에 처음 생겼나요?

P. Первоначально сыпь появилась на лице.

D. 피부가 가려운가요? (따가운 느낌, 당기는 느낌, 아픈 느낌 있나요?)

P. Сыпь сопровождается зудом.

D. 발진이 왜 생겼다고 생각하시나요?

P. Сыпь появилась после приёма лекарства.

D.

이런 피부발진이 예전에도 생긴 적이 있었나요?

P.

Да.

D.

몇 번이나 그런 적이 있었지요?

확인하기

상황 2

자신의 통역을 확인해 보세요.

Проверьте свой перевод.

D. Что вас беспокоит?

어디가 불편하신가요?

P. Меня беспокоят эти высыпания.

피부에 뭐가 돋아났는데요.

D. Эти высыпания связаны с временами года (зимой, летом, осенью, весной)?

발진이 계절(겨울, 여름, 가을, 봄)과 관련이 있습니까?

P. Нет.

아니요.

D. Где появились первоначально?

어디에 처음 생겼나요?

P. Первоначально сыпь появилась на лице.

먼저 얼굴에 발진이 생겼습니다.

D. Кожа чешется? (Есть ли чувство жжения, стянутости, болезненности?)

피부가 가려운가요? (따가운 느낌, 당기는 느낌, 아픈 느낌 있나요?)

P. Сыпь сопровождается зудом.

발진이 생긴 데가 가렵습니다.

D. С чем вы связываете появление этих высыпаний?

발진이 왜 생겼다고 생각하시나요?

P. Сыпь появилась после приёма лекарства.
약을 복용한 후에 발진이 생겼습니다.

D. У вас были уже подобные высыпания на коже?
이런 피부발진이 예전에도 생긴 적이 있었나요?

P. Да.
네.

D. Сколько раз?
몇 번이나 그런 적이 있었지요?

연습 문제 2

예시를 참고하여 러시아어 표현을 완성해 보세요.
Прочитайте пример и составьте соответствующие выражения на русском языке.

예시	зуд → зудит, чешется

1. жжение → ______
2. высыпание → ______
3. боль → ______
4. напряжение → ______
5. приём → ______

상황 3

아래 대화문을 보고 러시아어는 한국어로, 한국어는 러시아어로 통(번)역해 보세요.
Прочитайте диалог и переведите: с русского на корейский, а с корейского на русский.

D.

어디가 불편해서 오셨나요?

P. У меня много угрей на лице.

D.

지성 피부인가요?

P. Да. У меня жирная кожа.

D.

피부스케일링을 받으셔야 합니다.

P. Нельзя ли удалить угри?

상황 3

자신의 통역을 확인해 보세요.

Проверьте свой перевод.

D. Что вас беспокоит?

어디가 불편해서 오셨나요?

P. У меня много угрей на лице.

얼굴에 여드름이 많습니다.

D. У вас жирная кожа?

지성 피부인가요?

D. Да. У меня жирная кожа.

네. 지성 피부입니다.

D. Вам нужно сделать чистку кожи лица.

피부스케일링을 받으셔야 합니다.

P. Нельзя ли удалить угри?

여드름을 없앨 수는 없나요?

상황 4

아래 대화문을 보고 러시아어는 한국어로, 한국어는 러시아어로 통(번)역해 보세요.

Прочитайте диалог и переведите: с русского на корейский, а с корейского на русский.

D.

발진이 생긴 데 있습니까?

P. Нет.

P. У меня чувствительная кожа.

D.

피부색은 정상인데요.

P. У меня шелушение кожи.

P. Вы можете мне что-нибудь дать от этого?

상황 4

자신의 통역을 확인해 보세요.
Проверьте свой перевод.

D.	У вас есть сыпь? 발진이 생긴 데 있습니까?
P.	Нет. 아니요.
P.	У меня чувствительная кожа. 저는 피부가 많이 민감합니다.
D.	Цвет кожи нормальный. 피부색은 정상인데요.
P.	У меня шелушение кожи. 피부에 각질이 많이 납니다.
P.	Вы можете мне что-нибудь дать от этого? 약을 처방해 줄 수 있나요?

기억해두세요! Запомните!

- 피부 각질이 일어나다 — шелушение кожи, кожа шелушится
- 피부스케일링을 받다 — чистка кожи лица, пройти процедуру скейлинга кожи
- 여드름 치료하다 — лечение угрей, лечить угри

유용한 표현

의료진이 자주 사용하는 표현

Выражения, часто употребляемые медиками

건성 피부인가요(지성 피부, 민감성 피부, 거친 피부, 부드러운 피부인가요)?	У вас кожа сухая (жирная, чувствительная, грубая, нежная)?
피부가 가려운가요? (따가운 느낌, 당기는 느낌, 아픈 느낌이 있나요?)	Кожа чешется? (Есть ли чувство жжения, стянутости, болезненности?)
피부에 발진이 있나요?	У вас есть высыпания на коже?
언제 발진(수포, 반점)이 생겼나요?	Когда появилась эта сыпь (пузырьки, пятна)?
발진이 왜 생겼다고 생각하나요?	С чем вы связываете появление этих высыпаний?
약을 복용한 후(특정음식 섭취 후, 화장품을 사용한 후, 세제를 사용한 후)에 발진이 생겼나요?	Сыпь появилась после приёма лекарства (определенной пищи, после применения косметики, после использования бытовых (моющих) средств)?
먼저 가렵기 시작했나요(피부가 붉어졌나요, 반점이 생겼나요, 수포가 생겼나요)?	Что появилось вначале – зуд (краснота, пятна, пузырьки)?
이런 발진이 예전에도 생긴 적이 있었나요?	У вас были уже подобные высыпания на коже?
발진이 생긴 적이 몇 번이나 있나요?	Сколько раз появлялись высыпания?
발진이 생기는 것은 계절(겨울, 여름, 가을, 봄)과 관련 있습니까?	Эти высыпания связаны с временами года (зимой, летом, осенью, весной)?
발진이 저절로 없어졌나요? 아니면 치료를 받고 없어졌나요?	Сыпь исчезла сама или прошла после лечения?
밤에 더 가려운가요(밤에 가렵기 시작하나요)?	Зуд обычно усиливается (возникает) в ночное время?
어디에 가장 먼저 발진이 생겼지요?	Где первоначально появилась сыпь?
피부색은 정상입니다.	Цвет кожи нормальный.
피부가 부어 있다(피부가 위축되어 있다, 피부가 딱딱하게 굳어 있다).	Отмечается отек (атрофия кожи, кожа огрубела).

피부에 쉽게 주름이 잡힙니다. (잘 잡히지 않습니다.)	Кожа легко (с трудом) морщинится.
매끈한 피부 (광이 나는 피부, 붉은 피부, 푸르스름한 피부(청색피부))	Кожа гладкая (блестящая, красная / покрасневшая), имеет синюшный цвет кожи)

환자가 자주 사용하는 표현

Выражения, часто употребляемые пациентами

Меня беспокоят эти высыпания.	발진 때문에 고통스럽습니다.
Сыпь сопровождается зудом.	발진이 난 데가 가렵습니다.
У меня сухая (жирная, чувствительная, грубая, нежная) кожа.	건성 피부(지성 피부, 민감성피부, 거친 피부, 부드러운 피부)입니다.
У меня высыпания на коже.	피부에 발진이 생겼어요.
Сыпь появилась после приёма лекарства.	약을 복용한 후에 발진이 생겼습니다.
У меня зуд.	피부가 가렵습니다.
У меня ощущения болезненности кожи.	피부가 아픕니다.
Эти высыпания связаны с временами года.	발진은 계절과 관련이 있습니다.
Сначала появилось покраснение, потом зуд.	먼저 피부가 붉어졌고 나중에는 가려워졌습니다.
Сыпь исчезла сама.	발진은 저절로 없어졌습니다.
Вы не могли бы назначить мне какую-нибудь мазь от зуда.	가려울 때 바르는 연고를 처방해 줄 수 있나요?
У меня постоянно появляются прыщики на лице.	얼굴에 항상 여드름이 나요.
Вы можете мне что-нибудь дать от ~?	~에 도움이 되는 약을 처방해 줄 수 있나요?
У меня шелушение кожи.	피부에 각질이 많이 생깁니다.

유익한 용어

Полезные термины

한국어 가나다순	
(얼굴) 피부스케일링	чистка кожи лица
가려움	зуд
건선	чешуйчатый лишай (псориаз)
건성 피부	сухая кожа
겨울에 날씨로 인해 피부가 건조해지면서 갈라지고, 각질과홍반이 생기는 피부를 의미함.	обветренная кожа
긁다	чесаться
대리석양 피부	сетчатая мраморная кожа
두드러기	крапивница
땀띠	потница
물집	волдырь
민감성 피부	чувствительная кожа
바이러스성 피부병	вирусный дерматоз
반점	пятно
발진	сыпь, высыпание
부드러운 피부	нежная кожа
사마귀	бородавка
수포	пузырёк
습진	экзема
신경피부염	нейродерматит
알레르기성 피부병	аллергический дерматоз
여드름	угри (угорь)
여드름 제거	удаление угри
점	родинка

종두성습진, 백신성습진	вакцинная экзема
지루	себорея
지성 피부	жирная кожа
찰과상	ссадина
창백한 피부	бледная кожа
촉촉한 피부	влажная кожа
탄력이 없는 피부(처진 피부)	дряблая кожа
표피	эпидермис
피부	кожные покровы
피부	кожа
피부각질	шелушение (кожи)
피부건조(증)	сухость кожи
피부경화	уплотнение кожи
피부과	дерматология
피부구조	структура кожи
피부부종	отёк кожи
피부색소침착	пигментация кожи
피부손상	повреждение кожи
피부에 염증이 생김	воспалённая кожа
피부염	дерматит
피부의 윤기, 피부의 광택	блеск кожи
피부종양	опухоль кожи
피부진균병	грибковые заболевания кожи
피부질환	кожные болезни
흉터	рубец

러시아어 알파벳순	
ссадина	찰과상
аллергический дерматоз	알레르기성 피부병
родинка	점
угри (угорь)	여드름
блеск кожи	피부의 윤기, 피부의 광택
пузырёк	수포
кожные покровы	피부
отёк кожи	피부부종
сетчатая мраморная кожа	대리석양 피부
чувствительная кожа	민감성 피부
дерматит	피부염
дерматология	피부과
уплотнение кожи	피부경화
шелушение (кожи)	피부각질
сухая кожа	건성 피부
экзема	습진
эпидермис	표피
сыпь, высыпание	발진
грибковые заболевания кожи	피부진균병
влажная кожа	촉촉한 피부
воспалённая кожа	피부에 염증이 생김
зуд	가려움
дряблая кожа	탄력이 없는 피부(처진 피부)
пятно	반점
потница	땀띠

нейродерматит	신경피부염
жирная кожа	지성 피부
бледная кожа	창백한 피부
чешуйчатый лишай (псориаз)	건선
рубец	흉터
чесаться	긁다
себорея	지루(脂漏)
нежная кожа	부드러운 피부
кожа	피부
кожные болезни	피부질환
чистка кожи лица	(얼굴) 피부스케일링
пигментация кожи	피부색소침착
опухоль кожи	피부종양
сухость кожи	피부건조(증)
повреждение кожи	피부손상
структура кожи	피부구조
удаление угри	여드름 제거
крапивница	두드러기
вакцинная экзема	종두성습진, 백신성습진
вирусный дерматоз	바이러스성 피부병
бородавка	사마귀
обветренная кожа	겨울에 날씨로 인해 피부가 건조해지면서 갈라지고, 각질과 홍반이 생기는 피부를 의미함.
волдырь	물집

MEMO

4. 신경내과 진료

Приём невропатолога

통역 하기

상황 1

아래 대화문을 보고 러시아어는 한국어로, 한국어는 러시아어로 통(번)역해 보세요.

Прочитайте диалог и переведите: с русского на корейский, а с корейского на русский.

D. 어디가 불편하십니까?

P. У меня бывают головные боли.

D. 두통이 자주 있습니까?

P. Да.

D. 어디가 가장 심하게 아픕니까? (관자놀이, 뒤통수, 눈가, 머리 한쪽)

P. Острая боль сосредоточивается в висках.

D. 머리가 심하게 어지러웠던 적이 있나요?

P. Да, иногда.

D. 그 이유가 뭐라고 생각하십니까?

P.

Я плохо сплю.

D.

빨리 잠드는 편인가요?

P.

Я страдаю бессонницей.

P.

Я принимаю на ночь снотворное.

D.

평소에 혈압이 높은 편인가요?

P.

Да.

상황 1

자신의 통역을 확인해 보세요.
Проверьте свой перевод.

D. Что вас беспокоит?
어디가 불편하십니까?

P. У меня бывают головные боли.
두통이 종종 있습니다.

D. У вас частые головные боли?
두통이 자주 있습니까?

P. Да.
네.

D. Где болит сильнее всего? (в висках, в затылке, в глазах, в одной половине головы)?
어디가 가장 심하게 아픕니까? (관자놀이, 뒤통수, 눈가, 머리 한쪽)

P. Острая боль сосредоточивается в висках.
관자놀이에 심한 통증이 있습니다.

D. У вас бывают приступы головокружения?
머리가 심하게 어지러웠던 적이 있나요?

P. Да, иногда.
네, 가끔이요.

D. С чем вы их связываете?
그 이유가 뭐라고 생각하십니까?

P. Я плохо сплю.
잠을 잘 이루지 못합니다.

D.	Вы быстро засыпаете? 빨리 잠드는 편인가요?
P.	Я страдаю бессонницей. 잠들지 못합니다.
P.	Я принимаю на ночь снотворное. 자기 전에 수면제를 복용합니다.
D.	У вас повышенное артериальное давление? 평소에 혈압이 높은 편인가요?
P.	Да. 네.

연습 문제 1

예시를 참고하여 러시아어 표현을 완성해 보세요.

Прочитайте пример и составьте соответствующие выражения на русском языке.

예시

두통이 자주 있습니까? → У вас частые головные боли?

머리가 자주 아픕니까? → У вас часто болит голова?

1. 치통이 자주 있습니까? / 이가 자주 아픕니까?

→ ______________________

2. 흉통이 자주 있습니까? / 가슴이 자주 아픕니까?

→ ______________________

3. 복통이 자주 있습니까? / 배가 자주 아픕니까?

→ ______________________

상황 2

아래 대화문을 보고 러시아어는 한국어로, 한국어는 러시아어로 통(번)역해 보세요.

Прочитайте диалог и переведите: с русского на корейский, а с корейского на русский.

D. 어디가 불편하신가요?

P. У меня целый день кружится голова.

D. 중심 잡기 어려웠던 적이 있나요?

P. У меня было нарушение равновесия.

D. 의식을 잃은 적이 있었나요?

P. Нет.

P. У меня трясутся (дрожат) руки.

D. 눈을 감아보세요.

D. 팔을 앞으로 뻗어보세요.

D. 검지를 코끝에 대보세요.

P. Я не могу коснуться указательным пальцем кончика носа.

상황 2

자신의 통역을 확인해 보세요.
Проверьте свой перевод.

D. Что вас беспокоит?
어디가 불편하신가요?

P. У меня целый день кружится голова.
하루 종일 어지럽습니다.

D. У вас было нарушения равновесия?
중심 잡기 어려웠던 적이 있나요?

P. У меня было нарушение равновесия.
중심 잡기 어려웠던 적이 있었습니다.

D. Вы теряли сознание?
의식을 잃은 적이 있었나요?

P. Нет.
아니요.

P. У меня трясутся (дрожат) руки.
손이 떨립니다.

D. Закройте глаза.
눈을 감아보세요.

D. Вытяните руки вперед.
팔을 앞으로 뻗어보세요.

D. Указательным пальцем коснитесь кончика носа.
검지를 코끝에 대보세요.

P. Я не могу коснуться указательным пальцем кончика носа.

검지로 코끝을 만질 수 없어요.

연습 문제 2

예시를 참고하여 러시아어 표현을 완성해 보세요.

Прочитайте пример и составьте соответствующие выражения на русском языке.

예시 중심 잡기 어려웠던 적이 있었나요? → У вас было нарушение равновесия?

1. 홍역을 앓은 적이 있었나요? → ______________________

2. 수술을 받은 적이 있었나요? → ______________________

3. MRI 검사를 받은 적이 있었나요? → ______________________

상황 3

아래 대화문을 보고 러시아어는 한국어로, 한국어는 러시아어로 통(번)역해 보세요.

Прочитайте диалог и переведите: с русского на корейский, а с корейского на русский.

D. 어디가 불편하신가요?

P. Меня мучают пульсирующие головные боли.

D. 머리가 어떻게 아프십니까?

P. Головные боли давящие.

D. 머리를 앞으로 숙여보세요.

D. 어깨를 으쓱으쓱 해보세요.

D. 평소에 혈압이 높으십니까?

P. Нет.

상황 3

자신의 통역을 확인해 보세요.

Проверьте свой перевод.

D.	Что вас беспокоит? 어디가 불편하신가요?
P.	Меня мучают пульсирующие головные боли. 박동성 두통이 있습니다.
D.	Какого они характера? 머리가 어떻게 아프십니까?
P.	Головные боли давящие. 누르듯이 아픕니다.
D.	Наклоните голову вперед. 머리를 앞으로 숙여보세요.
D.	Пожмите плечами! 어깨를 으쓱으쓱 해보세요.
D.	Бывает ли у вас повышение артериального давления? 평소에 혈압이 높으십니까?
P.	Нет. 아니요.

연습 문제 3

예시를 참고하여 러시아어 표현을 완성해 보세요.
Прочитайте пример и составьте соответствующие выражения на русском языке.

예시	평소에 혈압이 높으십니까? → Бывает ли у вас повышение давления?

1. 평소에 어지러우십니까? → ______________________
2. 평소에 숨이 찹니까? → ______________________
3. 평소에 몸이 붓습니까? → ______________________

상황 4

아래 대화문을 보고 러시아어는 한국어로, 한국어는 러시아어로 통(번)역해 보세요.

Прочитайте диалог и переведите: с русского на корейский, а с корейского на русский.

D. 몸이 좀 어떠신가요?

P. У меня приступы головокружения.

D. 어지럽기 시작한 지 얼마나 되셨나요?

P. В первый раз у меня был приступ головокружения месяц назад.

D. 의식을 잃은 적이 있었나요?

P. Я был однажды без сознания.

P. У вас бывают головные боли?

P. У меня бывают приступы мигрени.

P. У меня постоянные головные боли.

P. У меня в голове ощущение пульсации.

D.
어떻게 하시면 두통이 가시나요?

P. Приём лекарств снимает приступ головной боли.

D.
또 다른 불편한 점이 있으세요?

P. У меня слабость в руках.

D.
언제부터 팔에 힘이 없어지는 느낌을 받으셨나요?

P. Месяц назад у меня появилась слабость в руках.

상황 4

자신의 통역을 확인해 보세요.
Проверьте свой перевод.

D. Как вы себя чувствуете?
몸이 좀 어떠신가요?

P. У меня приступы головокружения.
갑자기 어지러울 때가 있습니다.

D. Когда в первый раз у вас был приступ головокружения?
어지럽기 시작한 지 얼마나 되셨나요?

P. В первый раз у меня был приступ головокружения месяц назад.
한 달 전부터 그런 증상이 나타났습니다.

D. Вы теряли сознание?
의식을 잃은 적이 있었나요?

P. Я был(-а) однажды без сознания.
의식을 잃은 적이 있었습니다.

P. У вас бывают головные боли?
평소에 두통이 있습니까?

P. У меня бывают приступы мигрени.
편두통이 종종 있습니다.

P. У меня постоянные головные боли.
머리가 항상 아파요.

P. У меня в голове ощущение пульсации.
박동성 두통입니다.

D.	Что помогает избавиться от головной боли? 어떻게 하시면 두통이 가시나요?
P.	Приём лекарств снимает приступ головной боли. 약을 먹으면 두통이 해소됩니다.
D.	Что ещё вас беспокоит? 또 다른 불편한 점이 있으세요?
P.	У меня слабость в руках. 팔에 힘이 없습니다.
D.	Когда у вас появилась слабость в руках? 언제부터 팔에 힘이 없어지는 느낌을 받으셨나요?
P.	Месяц назад у меня появилась слабость в руках. 한 달 전부터 팔에 힘이 없습니다.

기억해두세요! Запомните!

재진 환자 진료 시 의사의 잘 지냈어요?라는 질문을 Как ваши дела?라는 표현으로 통역하는 것보다 Как вы себя чувствуете?, Как ваше самочувствие?라는 표현으로 통역하는 것이 적절하다.

유용한 표현

의료진이 자주 사용하는 표현
Выражения, часто употребляемые медиками

두통이 있나요?	У вас бывают головные боли?
얼마나 자주 ~ 있나요?	Как часто бывает (что)?
머리가 어떻게 아픈가요?	Какого характера головные боли?
머리가 깨질 것 같은 두통(지긋이 누르는 듯한 두통)인가요?	Распирающие (давящие) головные боли?
머리 전체(이마, 뒤통수 또는 머리 일부분)가 다 아픈가요?	У Вас болит вся (лоб, затылок или часть головы) голова?
어지러울 때가 있습니까?	Вы страдаете приступами головокружения?
어지럼증이 언제부터 시작되었나요?	Когда в первый раз у вас был приступ головокружения?
중심 잡기 어려웠던 적이 있나요?	У вас было нарушение равновесия?
의식을 잃었던 적이 있나요?	Вы теряли сознание?
머리가 아플 때 구토가 동반되나요?	Сопровождается ли головная боль рвотой?
머리가 언제 자주 아파요?	Когда чаще болит голова?
퇴근한 후에 아픈가요?	Болит после работы?
밤에 아파요? 아니면 아침에 아파요?	Болит ночью или утром?
두통이 자주 있나요? (항상 두통 때문에 고생하시나요? 발작성 두통이 있나요?)	У вас частые головные боли (постоянные головные боли, приступообразные головные боли)?
머리 어디가 아픈가요?	Какая часть головы болит?
가장 심하게 아픈 데가 어딘가요? (관자놀이, 눈, 머리 한쪽)	Где болит сильнее всего? (в висках, затылке, в глазах, в одной половине головы)?
어떻게 하면 두통이 가시나요?	Как избавиться от головной боли?
갈수록 두통이 심해지고 있나요?	Головные боли с годами стали мучительнее?

참을 수 없을 정도의 두통인가요? (무지근하게 머리가 아픈가요? , 발작성 두통인가요?)	Головная боль нестерпимая (тупая, приступообразная)?
박동성 두통인가요?	Вас мучают пульсирующие головные боли?
언제 편두통이 생기나요?	Что обычно вызывает приступ мигрени?
어지러울 때가 있나요?	У вас бывают приступы головокружения?
손이 떨리나요?	У вас трясутся (дрожат) руки?
무의식적으로 고개를 돌릴 때가 있나요? (간헐적으로 머리(어깨)를 움찔하나요? 틱이 있나요?)	У вас бывают непроизвольные повороты головы (У вас были периодические подергивания головы (плеч), тики)?
달릴 수 있나요? (중심을 잡고 서있을 수 있나요? 눈을 감고 걸을 수 있나요? 춤을 출 수 있나요?)	Вы можете бегать (стоять устойчиво, идти с закрытыми глазами, танцевать)?
빨리 잠에 드나요?	Вы быстро засыпаете?
잠을 잘 자나요?	Вы хорошо спите?
찌릿찌릿한 느낌이 있나요? (저린 느낌, 몸이 뜨거워지는 느낌, 시린 느낌, 콕콕 찌르는듯한 느낌, 따끔거리는 느낌이 있나요?)	Вы испытываете чувство ползания мурашек (онемения, жара, холода, покалывания, жжения)?
차가운 느낌 (따뜻한 느낌, 누르는 느낌)이 양쪽 같아요?	Чувство холода (тепла, давления) с обеих сторон одинаковое?
바늘로 찌르는 느낌을 느끼십니까?(촉감, 따뜻함, 차가움을 느끼십니까?) 분명하게 느끼십니까? 둔하게 느끼십니까?	Вы чувствуете колющую боль (прикосновение, тепло, холод)? Остро? Приглушенно?
언제부터 다리, 팔에 힘이 빠진 것을 느끼셨나요? 언제부터 걸음걸이가 불안정해졌나요?	Когда у вас появилась слабость в ноге, руке, неустойчивая походка?
언제부터 손으로 물건을 못 잡았나요? (걸을 때 발을 못 들었나요?)	Как давно вы не можете удерживать предметы в руках? (С каких пор вам стало тяжело поднимать ноги при ходьбе?)
예전처럼 빨리 걸을 수 있나요?	Вы можете ходить быстро, как раньше?
평소에 혈압이 높아요?	Бывает ли у вас повышение артериального давления?
기운이 없는 느낌이 들 때가 있나요? (피로감? 가슴이 두근거리면서 기운이 빠지는 느낌이 들 때가 있어요?)	Возникает ли у вас ощущение слабости (усталости, повышенной утомляемости, сопровождающееся учащённым сердцебиением?)

이~하고 치아를 보여주세요.	Оскальте зубы!
눈을 감아보세요.	Закройте глаза!
이마를 찌푸려보세요.	Наморщите лоб!
눈썹을 찌푸려보세요.	Нахмурьте брови!
볼을 부풀리세요!	Надуйте щеки!
혀를 내밀어보세요.	Высуньте язык!
우~ 해보세요.	Вытяните губы трубочкой!
휘파람을 불어보세요.	Свистите!
고개를 옆으로 돌려보세요.	Поверните голову в сторону!
머리를 앞으로 숙여보세요.	Нагните голову вперед!
어깨를 으쓱해 보세요.	Пожмите плечами!
까치발로, 뒤꿈치로 걸어보세요.	Пройдитесь на цыпочках и пятках!
제 손을 꽉 잡아보세요.	Сожмите мои руки!
검지를 코끝에 대보세요.	Указательным пальцем коснитесь кончика носа!
한쪽 다리 뒤꿈치를 반대 다리 무릎에 대보세요.	Дотроньтесь пяткой одной ноги колена другой.
왼쪽 발을 오른쪽 발 앞으로 가져와 보세요.	Поставьте левую ногу впереди правой!
다리를 붙여보세요.	Поставьте ноги вместе!
눈을 감아보세요.	Закройте глаза!
팔을 앞으로 뻗어보세요.	Вытяните руки вперед!
빵에 어떻게 소금을 치는지 보여주세요. (성냥을 어떻게 키는지, 담배를 어떻게 피는지 보여주세요.)	Покажите, как посолить хлеб (зажечь спичку, закурить сигарету)!
행동불안(전신 떨림)이 관찰됩니다.	Наблюдается двигательное беспокойство (общее дрожание).
손으로 물건을 잡는 동작과 손의 힘은 정상입니다.	Захват и сила в руках нормальные.
검사 결과 하반신마비가 진단되었습니다. (대퇴신경염, 삼차신경통, 다발성경화증)	При обследовании выявлен паралич нижних конечностей (неврит бедренного нерва, невралгия тройничного нерва, рассеянный склероз).

환자가 자주 사용하는 표현
Выражения, часто употребляемые пациентами

У меня кружится голова.	어지럽습니다.
У меня целый день кружится голова.	하루 종일 어지러워요.
Я был(-а) без сознания.	의식을 잃은 적이 있습니다.
Головная боль сосредоточена в одной половине головы и сопровождается рвотой и тошнотой.	머리 한쪽이 집중적으로 아프고 속이 메스껍고 구토가 납니다.
Я страдаю бессонницей.	불면증 때문에 고생합니다.
Я принимаю перед сном снотворное.	자기 전에 수면제를 복용합니다.
У меня было нарушение равновесия.	중심 잡기 어려웠던 적이 있습니다.
Головная боль сопровождается рвотой.	머리가 아플 때 구토가 납니다.
Головная боль острая.	심한 두통입니다.
У меня трясутся (дрожат) руки.	손이 떨립니다.
У меня бывает повышение артериального давления.	혈압이 높아질 때가 있습니다.
Головные боли распирающие.	머리가 깨질 것 같이 아픕니다.
Головные боли давящие.	머리를 짓누르는듯한 두통입니다.
Я страдаю приступами головокружения.	갑자기 어지러울 때가 있습니다.
В первый раз у меня был приступ головокружения месяц назад.	한 달 전에 처음으로 어지러웠습니다.
Голова болит чаще всего после работы.	퇴근 후 머리가 자주 아픕니다.
У меня постоянные головные боли.	두통이 항상 있습니다.
У меня приступообразные головные боли.	발작성 두통이 있습니다.
Головные боли всё больше усиливаются.	갈수록 두통이 심해집니다.
Острая боль сосредоточена в висках.	심한 통증이 관자놀이에 집중됩니다.
Приём лекарства снимает приступ головной боли.	약을 복용하면 두통이 가십니다.
Если отдохнуть, головная боль пройдет.	안정을 취하면 두통이 가십니다.
У меня в голове ощущение пульсации.	박동성 두통입니다.

У меня бывают приступы мигрени.	편두통이 있습니다.
У меня бывают приступы головокружения, мне трудно сохранять равновесие.	어지러우면 몸의 중심을 잡기가 힘듭니다.
Я плохо засыпаю.	빨리 잠에 들지 못합니다.
Я плохо сплю.	잠을 잘 이루지 못합니다.
У меня появилась слабость в ногах.	다리에 힘이 빠지는 느낌입니다.
У меня неустойчивая походка.	걸음걸이가 불안정해졌습니다.
Месяц назад у меня появилась слабость в руках.	한 달 전부터 팔에 힘이 없습니다.
Я не могу коснуться указательным пальцем кончика носа.	검지를 코에 댈 수 없습니다.

유익한 용어
Полезные термины

한국어 가나다순	
감각	чувствительность
걸음걸이	походка
경련	судорога
근육	мышца
근육 긴장도	мышечный тонус
과다운동증	гиперкинез
대뇌	головной мозг
동작	движение
두통	головная боль
떨림	дрожание (тремор)
마비	паралич
말, 언어능력	речь
뇌경색	ишемический инсульт
뇌염	энцефалит
뇌졸중	геморрагический инсульт
뇌수막염	менингит
뇌신경	черепно-мозговые нервы
뇌혈류장애	расстройство мозгового кровообращения
느낌	чувство, ощущение
발작성 어지럼증	приступ головокружения
반사	рефлекс
병적 감각	болезненное чувство
신경	нерв

신경계	нервная система
신경내과 전문의	невропатолог / невролог
신경염	неврит
신경증(노이로제)	невроз
신경질환	нервные болезни
신경총	нервное сплетение
수면	сон
실어증	афазия
운동기능	двигательная функция
운동 능력	координация движений
운동실조증	атаксия
움직임이 둔해짐	заторможенность движений
의식	сознание
어지럼증	головокружение
증상	симптом
증후군(신드롬)	синдром
척수 신경근염	радикулит

러시아어 알파벳순	
афазия	실어증
апраксия	행동증
атаксия	운동실조증
головной мозг	대뇌
головная боль	두통
сознание	의식
координация движений	운동 능력
судорога	경련
черепно-мозговые нервы	뇌신경
нервные болезни	신경질환
энцефалит	뇌염
походка	걸음걸이
приступ головокружения	발작성 어지럼증
головокружение	어지럼증
гиперкинез	과다운동증
менингит	뇌수막염
двигательная функция	운동기능
заторможенность движений	움직임이 둔해짐
движение	동작
мышца	근육
мышечный тонус	근육 긴장도
нерв	신경
нервное сплетение	신경총
нервная система	신경계
неврит	신경염

невропатолог / невролог	신경내과 전문의
невроз	신경증(노이로제)
болезненное чувство	통각
паралич	마비
радикулит	척수 신경근염
рефлекс	반사
чувство, ощущение	느낌
чувствительность	감각
сон	수면
речь	말, 언어능력
инсульт	뇌졸중
симптом	증상
синдром	증후군(신드롬)
расстройство мозгового кровообращения	뇌혈류장애
дрожание (тремор)	떨림

5. 치과 진료
Приём стоматолога

통역하기

상황 1

아래 대화문을 보고 러시아어는 한국어로, 한국어는 러시아어로 통(번)역해 보세요.
Прочитайте диалог и переведите: с русского на корейский, а с корейского на русский.

D. 어떻게 오셨습니까?

P. У меня зубная боль.

D. 통증이 저절로 생기나요?

P. Боль возникает самопроизвольно.

D. 통증이 심해졌다 덜해졌다 하나요?

P. Да.

D. 얼마나 자주 그러나요?

D. 뜨겁거나 차가운 것을 먹으면 통증이 심해집니다.

D. 이 치아로 씹을 때 통증이 생깁니까?

D.

이 치아가 좋지 않습니다.

D.

이 치아를 뽑아야 합니다.

P.

А нельзя его вылечить?

P.

Я не хочу его удалять.

D.

치료효과는 한시적입니다.

D.

국소마취 하고 발치하도록 하겠습니다.

D.

소독제로 입을 헹구세요.

D.

침을 뱉으세요.

D.

치료가 다 끝났습니다.

P.

Мне можно есть?

D.

2시간 동안 음식을 섭취하면 안 됩니다.

확인 하기

상황 1

자신의 통역을 확인해 보세요.

Проверьте свой перевод.

D. Что случилось?
어떻게 오셨습니까?

P. У меня зубная боль.
치통이 있습니다.

D. Боль возникает самопроизвольно?
통증이 저절로 생기나요?

P. Боль возникает самопроизвольно.
통증이 저절로 생깁니다.

D. Боли периодически обостряются?
통증이 심해졌다 덜해졌다 하나요?

P. Да.
네.

D. Как часто?
얼마나 자주 그러나요?

D. Боль усиливается после приёма горячей или холодной пищи.
뜨겁거나 차가운 것을 먹으면 통증이 심해집니다.

D. Боль появляется при жевании этим зубом?
이 치아로 씹을 때 통증이 생깁니까?

D. Это нездоровый зуб.
이 치아가 좋지 않습니다.

D. Вам его надо удалить.
이 치아를 뽑아야 합니다.

P. А нельзя его вылечить?
치료할 수 없나요?

P. Я не хочу его удалять.
발치하고 싶지 않습니다.

D. Эффект от лечения будет временным.
치료효과는 한시적입니다.

D. Я вам удалю зуб под местной анестезией.
국소마취 하고 발치하도록 하겠습니다.

D. Прополощите рот дезинфицирующим раствором.
소독제로 입을 헹구세요.

D. Сплюньте.
침을 뱉으세요.

D. Всё закончили.
치료가 다 끝났습니다.

P. Мне можно есть?
음식을 먹어도 될까요?

D. Вам нельзя есть 2 (два) часа.
2시간 동안 음식을 섭취하면 안 됩니다.

연습 문제 1

예시를 참고하여 러시아어 표현을 완성해 보세요.

Прочитайте пример и составьте соответствующие выражения на русском языке.

예시 … 시간 동안 음식을 섭취하면 안 됩니다. → Вам нельзя есть … часа(ов).
… 시간 뒤 음식을 드시면 됩니다. → Вам можно есть через …часа(ов).

1. … 시간 동안 움직이시면 안 됩니다. / … 시간 뒤 움직이시면 됩니다.

→ ______________________________

2. … 시간 동안 물을 마시면 안 됩니다. / … 시간 뒤 숨을 쉬면 됩니다.

→ ______________________________

3. … 일 동안 세안을 하시면 안 됩니다. / … 일 뒤 세안을 하시면 됩니다.

→ ______________________________

상황 2

아래 대화문을 보고 러시아어는 한국어로, 한국어는 러시아어로 통(번)역해 보세요.
Прочитайте диалог и переведите: с русского на корейский, а с корейского на русский.

D. 어디가 불편해서 오셨습니까?

P. У меня зубная боль.

D. 통증이 심합니까?

P. Да.

D 이 치아가 아프지요?

D. 치아를 두드리면 치통이 심해집니까?

D. 치아를 때워야 합니다.

D 이 치아를 때워야 합니다.

D. 치과 진료를 받으신 지 얼마 되셨어요?

P. Последний раз я был(-а) у зубного врача год назад.

D.

6개월마다 치과 진료를 받으세요.

상황 2

자신의 통역을 확인해 보세요.

Проверьте свой перевод.

D. Что вас беспокоит?
어디가 불편해서 오셨습니까?

P. У меня зубная боль.
이가 아픕니다.

D. Боль сильная?
통증이 심합니까?

P. Да.
네.

D Этот зуб болит?
이 치아가 아프지요?

D. При постукивании по зубу боль усиливается?
치아를 두드리면 치통이 심해집니까?

D. Вам нужно поставить пломбу.
치아를 때워야 합니다.

D Вам надо запломбировать этот зуб.
이 치아를 때워야 합니다.

D. Когда вы были последний раз у зубного врача?
치과 진료를 받으신 지 얼마 되셨어요?

P. Последний раз я был(-а) у зубного врача год назад.
1년 전에 치과 진료를 받았습니다.

D. Обращайтесь к зубному врачу каждые полгода.

6개월마다 치과 진료를 받으세요.

연습 문제 2

예시를 참고하여 러시아어 표현을 완성해 보세요.
Прочитайте пример и составьте соответствующие выражения на русском языке.

예시 치과 진료를 받으신 지 얼마 되셨어요? → Когда вы были последний раз у зубного врача?
1년 전에 치과 진료를 받았습니다. → Последний раз я был(-а) у зубного врача год назад.

1. 복부초음파 검사를 받으신 지 얼마 되셨어요?

→ ______________________________

2. 2년 전에 복부초음파 검사를 받았습니다.

→ ______________________________

3. 항암치료를 받으신 지 얼마 되셨어요?

→ ______________________________

4. 6개월 전에 항암치료를 받았습니다.

→ ______________________________

5. 간암 판정을 받으신 지 얼마 되셨어요?

→ ______________________________

6. 3개월 전에 간암 판정을 받았습니다.

→ ______________________________

상황 3

아래 대화문을 보고 러시아어는 한국어로, 한국어는 러시아어로 통(번)역해 보세요.
Прочитайте диалог и переведите: с русского на корейский, а с корейского на русский.

D. 틀니와 브리지가 잘 맞나요?

P. Да.

P. Зубные протезы подходят хорошо.

D. 틀니 관리를 잘하시지요?

P. Я хорошо слежу за состоянием протезов.

P. Мои зубы полностью вылечены?

D. 네.

상황 3

자신의 통역을 확인해 보세요.
Проверьте свой перевод.

D. Зубные протезы и мост подошли хорошо?
틀니와 브리지가 잘 맞나요?

P. Да.
네.

P. Зубные протезы подходят хорошо.
틀니가 잘 맞습니다.

D. Вы хорошо следите за состоянием протезов?
틀니 관리를 잘하시지요?

P. Я хорошо слежу за состоянием протезов.
틀니 관리를 잘합니다.

P. Мои зубы полностью вылечены?
치아 치료가 다 끝났지요?

D. Да.
네.

기억해두세요! Запомните!

- Следить за состоянием (чего?) ~ 관리를 하다.
- Поставить пломбу. / запломбировать. 치아를 때우다.

유용한 표현

의료진이 자주 사용하는 표현
Выражения, часто употребляемые медиками

주사를 놓겠습니다. /국소마취를 하겠습니다.	Я вам сделаю укол./местное обезболивание.
치아를 때워야 합니다. /크라운을 씌워야 합니다.	Вам нужно поставить пломбу/ коронку.
치아를 뽑아야 합니다(발치를 해야 합니다).	Придётся зуб удалить
효과는 한시적입니다.	Эффект от лечения будет временным.
5일 후에 오세요.	Приходите через 5 дней.
2시간 동안 음식을 섭취하면 안됩니다.	Вам нельзя есть 2 часа.
이가 아픈가요?	У вас болят зубы?
통증이 왜 생겼다고 생각하시나요?	Что по вашему мнению, послужило причиной для появления болей?
통증이 저절로 생기나요(외부자극에 의해 통증이 생기나요)?	Боль возникает самопроизвольно (из-за раздражения извне)?
통증이 심합니다.	Боль сильная.
약한 통증입니다.	Боль слабая.
일시적인 통증입니다.	Боль кратоковременная.
오래가는 통증입니다.	Боль длительная.
항상 있는 통증입니다.	Боль постоянная.
박동성 통증입니다.	Боль пульсирующая.
국소적인 통증입니다.	Боль локализованная.
쑤시는 통증입니다.	Боль ноющая.
둔통입니다.	Боль тупая.
얼얼하게 아픕니다.	Боль жгучая.
베이는 듯한 느낌의 통증입니다.	Боль режущая.
발작성 통증(저절로 생긴 통증)이 눈(관자놀이, 귀, 뒤통수, 위로, 아래로)으로 퍼지나요?	Боль приступообразная (самопроизвольная, отдает в глаз (висок, ухо, затылок, вверх, вниз)?

뜨겁고 찬 것을 먹을 때 아픕니다(통증이 심해집니다).	Боль возникает (усиливается) от горячего, холодного?
찬 것을 먹지 않으면 통증이 가시나요?	Если вы не употребляете холодную пищу, боль проходит?
뜨겁고 차가운 음식을 섭취한 후에 통증이 심해지나요?	Боль усиливается после приёма горячей, холодной пищи?
이를 물 때 (씹을 때) 통증이 생기나요?	Боль появляется при накусывании на этот зуб (при жевании)?
틀니가 있나요?	У вас есть зубные протезы?
틀니, 브리지가 잘 맞나요?	Зубные протезы и мост подошли хорошо?
틀니, 브리지를 사용하시나요?	Вы пользуетесь зубными протезами и мостом?
치아 관리를 잘 하시나요?	Вы хорошо следите за состоянием зубов?
치과 진료를 받은 지 얼마나 되셨어요?	Когда вы были последний раз у зубного врача
입안에 염증이 난 적 있나요?	У вас бывает воспаление во рту?
소독제로 입을 헹구세요.	Прополощите рот дезинфицирующим раствором.
침을 뱉으세요.	Сплюньте.
이를 꽉 물어보세요.	Стисните зубы.
평상시처럼 입을 다물어보세요.	Закройте рот как обычно.
거즈를 이로 물어보세요.	Прижмите зубами марлевый валик.
거즈를 물어보세요.	Прикусите валик.
이를 두드리면 통증이 심해지나요?	При постукивании по зубу боль усиливается?
통증이 해소되었다 심해졌다 하나요?	Боли периодически усиливаются?
얼마나 자주 그러나요?	Как часто?
이 치아가 좋지 않습니다.	Вот больной зуб.
이 치아를 뽑아야 합니다.	Вам этот зуб надо удалить.
국소마취 후 발치 하도록 하겠습니다.	Я вам удалю зуб под местной анестезией.
소염제로 가글하는 것이 좋습니다.	Нужно прополоскать рот антисептиком.

이가 상하는 것을 방지하려면 불소치약으로 양치질을 해야 합니다.	Для того чтобы защитить зубы от разрушения, вы должны чистить их фтористой зубной пастой.
치아를 때워야 합니다.	Вам надо запломбировать зуб.
치아 치료가 끝났습니다.	Зубы полностью вылечены.
이를 물 때 통증이 발생하면 온찜질을 하시면 안 됩니다.	При болях, возникающих от прикуса, грелку применять нельзя.
구강위생관리를 잘 하세요.	Соблюдайте гигиену полости рта.
6개월마다 치과에 내원하세요. 6개월마다 치과 진료를 받으세요.	Обращайтесь к зубному врачу каждые полгода.

환자가 자주 사용하는 표현

Выражения, часто употребляемые пациентами

У меня зубная боль	치통이 있어요. 이가 아파요.
Этот зуб болит.	이 치아가 아픕니다.
Я сломал(-а) зуб.	치아가 부러졌습니다.
У меня выпала пломба.	이를 때웠던 것이 빠졌습니다.
Вы можете починить этот протез?	이 틀니를 고칠 수 있나요?
Я не хочу удалять зуб.	이를 뽑고 싶지 않습니다.
Боль возникает при движении языка (глотании, открывании рта)	혀를 움직일 때 (침을 삼킬 때, 입을 열 때) 통증이 생깁니다.
Мне можно есть?	음식을 먹어도 되나요?
Боль усиливается во время приёма горячей или холодной пищи.	뜨겁거나 차가운 음식을 먹을 때 통증이 심해집니다.
Это можно вылечить?	치료할 수 있나요?
Боль появляется при накусывании на этот зуб.	이 치아로 씹을 때 통증이 생깁니다.
Последний раз я был (-а) у зубного врача год назад.	1년 전에 치과 진료를 받았습니다.
У меня бывает воспаление во рту.	입안이 헐어요.
Боль длительная (постоянная, пульсирующая, локализованная, режущая).	통증이 지속됩니다. (만성적 통증입니다, 박동성 통증입니다, 국소적 통증입니다, 베이는 듯한 통증입니다)
Боль приступообразная (самопроизвольная, отдает в глаза (висок, ухо, затылок, вверх, вниз)	발작성 통증입니다. (저절로 생기는 통증입니다. 눈(관자놀이, 귀, 뒤통수, 위로, 아래로)으로 통증이 반사됩니다.
При постукивании по зубу боль усиливается.	치아를 두드리면 통증이 심해집니다.
Зубные протезы подошли хорошо.	틀니가 잘 맞습니다.
Я хорошо слежу за состоянием протезов.	틀니 관리를 잘합니다.
Я хорошо слежу за состоянием зубов.	치아 관리를 잘합니다.
Боль периодически обостряется	통증이 간헐적으로 심해집니다.

Мои зубы полностью вылечены?	치아 치료가 다 끝났나요?
Я не могу полностью открыть рот.	입을 크게 벌릴 수 없습니다.

유익한 용어

Полезные термины

한국어 가나다순	
구강	полость рта
구내염	стоматит
구강	полость рта
근막염	периодонтит
기구(치과용 드릴)	стоматологический бор
눈금(치아 표면)	поверхность зуба
대구치(어금니)	корень зуба
대구치(충치)	кариес зуба
대구치(충전재)	пломба
뿌리(치아뿌리)	корень зуба
설염	глоссит
수복(치아를 때우는 것)	пломбирование зуба
시멘트(치과용 시멘트)	цемент зуба
아말감(충전재)	пломбирование зуба
악관절(턱)	челюсть
악관절 골절(하악골 골절)	перелом нижней челюсти
연조직(치주조직)	пародонт
염증(치은염)	гингивит
입술	губы
잇몸	десна(-ы)
치과	стоматология
치과병원	стоматологическая поликлиника
치과 의사	стоматолог

치아	зуб
치아 교합	прикус
치아 교합(저작)	окклюзия зубов
치아크라운	коронка зуба
치수	пульпа зуба
치수염	пульпит

러시아어 알파벳순	
прикус	치아교합
кариес зуба	충치
коронка зуба	치아크라운
стоматологический бор	치과용 드릴
стоматологическая поликлиника	치과병원
окклюзия зубов	치아교합
зубные протезы	틀니, 의치
(зубная) эмаль	(치아용) 에나멜
прорезывание зуба	이가 나는 것
пломба	치과용 충전재
гингивит	치은염
глоссит	설염
десна(-ы)	잇몸
челюсть	턱
перелом нижней челюсти	하악골(아래턱뼈) 골절
губы	입술
полость рта	구강
пародонт	치주조직
периодонтит	치근막염
пульпит	치수염
корень зуба	치아뿌리(치근)
стоматит	구내염
стоматолог	치과 의사
стоматология	치과
поверхность зуба	치아 표면

цемент зуба	치과용 시멘트
пломбирование зуба	치아를 때우는 것(치아 우식 치료)
пульпа зуба	치수
язык	혀

MEMO

6. 안과 진료

Приём офтальмолога

통역 하기

상황 1

아래 대화문을 보고 러시아어는 한국어로, 한국어는 러시아어로 통(번)역해 보세요.

Прочитайте диалог и переведите: с русского на корейский, а с корейского на русский.

D. 눈이 아프신가요?

P. У меня что-то с глазами.

P. У меня плохое зрение.

D. 제가 가리키는 글자를 말해보세요.

P. А.

D. 원거리용 안경이 필요합니다.

P. Вы не могли бы мне выписать какие-нибудь очки?

D. 원거리용 안경을 처방해 드리겠습니다.

확인하기

상황 1

자신의 통역을 확인해 보세요.

Проверьте свой перевод.

D.	У вас болят глаза? 눈이 아프신가요?
P.	У меня что-то с глазами. 눈이 이상한 것 같습니다.
P.	У меня плохое зрение. 시력이 나쁩니다.
D.	Назовите букву, на которую я указываю. 제가 가리키는 글자를 말해보세요.
P.	А. 에이.
D.	Вам нужны очки для дали. 원거리용 안경이 필요합니다.
P.	Вы не могли бы мне выписать какие-нибудь очки? 안경을 처방해 주시겠습니까?
D.	Я вам выпишу рецепт на очки для дали. 원거리용 안경을 처방해 드리겠습니다.

연습 문제 1

예시를 참고하여 러시아어 표현을 완성해 보세요.

Прочитайте пример и составьте соответствующие выражения на русском языке.

예시 원거리용 안경을 처방해 드리겠습니다. → Я вам выпишу рецепт на очки для дали.

1. 근거리용 안경을 처방해 드리겠습니다.

→ ______________________________

2. 소프트렌즈를 처방해 드리겠습니다.

→ ______________________________

3. 하드렌즈를 처방해 드리겠습니다.

→ ______________________________

상황 2

아래 대화문을 보고 러시아어는 한국어로, 한국어는 러시아어로 통(번)역해 보세요.
Прочитайте диалог и переведите: с русского на корейский, а с корейского на русский.

D.
어떻게 오셨습니까?

P. Мне что-то попало в глаз.

D.
눈이 잘 보이나요?

P. Я вижу ясно (нечётко, как в тумане).

D.
어렸을 적부터 사시가 있었나요?

P. У меня косоглазие с детства.

D.
아침에 눈꺼풀이 붙나요?

P. Нет.

D.
눈이 아프신가요?

P. Нет.

D.

한쪽 동공이 다른 쪽에 비해 크다는 것을 알고 있으셨나요?

P. Да.

D.

시력은 정상입니다.

상황 2

자신의 통역을 확인해 보세요.
Проверьте свой перевод.

D. На что жалуетесь?
어떻게 오셨습니까?

P. Мне что-то попало в глаз.
눈에 뭔가가 들어간 것 같습니다.

D. Вы видите ясно?
눈이 잘 보이나요?

P. Я вижу ясно (нечётко, как в тумане).
또렷하게 잘 보입니다. (안개가 낀 것처럼 흐리게 보입니다)

D. У вас косоглазие с детства?
어렸을 적부터 사시가 있었나요?

P. У меня косоглазие с детства.
어렸을 적부터 사시가 있었습니다.

D. По утрам глаза не слипаются?
아침에 눈꺼풀이 붙나요?

P. Нет.
아니요.

D. У вас болят глаза?
눈이 아프나요?

P. Нет.
아니요.

D. Вы когда-нибудь замечали, что у вас один зрачок больше другого?

한쪽 동공이 다른 쪽에 비해 크다는 것을 알고 있었나요?

P. Да.

네.

D. У вас абсолютно нормальное зрение.

시력은 정상입니다.

연습 문제 2

예시를 참고하여 러시아어 표현을 완성해 보세요.

Прочитайте пример и составьте соответствующие выражения на русском языке.

예시 한쪽 동공이 다른 쪽에 비해 크다는 것을 알고 있으셨나요?

→ Вы когда-нибудь замечали, что у вас один зрачок больше другого?

1. 한쪽 다리가 다른 쪽 다리에 비해 길다는 것을 알고 있으셨나요?

→ ______________________________

2. 한쪽 눈이 다른 쪽 눈에 비해 작다는 것을 알고 있으셨나요?

→ ______________________________

3. 한쪽 귀가 다른 쪽 귀에 비해 크다는 것을 알고 있으셨나요?

→ ______________________________

상황 3

아래 대화문을 보고 러시아어는 한국어로, 한국어는 러시아어로 통(번)역해 보세요.

Прочитайте диалог и переведите: с русского на корейский, а с корейского на русский.

D. 시력 때문에 오셨다고요?

P. Я потерял(-а) свои очки.

P. Я потерял(-а) свою контактную линзу.

D. 책이나 바느질 할 때만 안경을 쓰시나요? 멀리 볼 때만 안경을 쓰시나요?

P. Я пользуюсь очками только для работы на близком расстоянии.

D. 시력이 좋은가요?

P. У меня плохое зрение.

P. Я постоянно ношу очки.

D. 색은 잘 구별하시지요?

P. Да.

D.

최근 시력 검사를 받은 게 언제인가요?

P.

Мне проверяли зрение последний раз месяц назад.

상황 3

자신의 통역을 확인해 보세요.

Проверьте свой перевод.

D. Вас беспокоит зрение?

시력 때문에 오셨다고요?

P. Я потерял(-а) свои очки.

제 안경을 잃어버렸습니다.

P. Я потерял(-а) свою контактную линзу.

콘택트렌즈를 잃어버렸습니다.

D. Вы пользуетесь очками только для работы на близком расстоянии (для дали)?

책이나 바느질 할 때만 안경을 쓰시나요? 멀리 볼 때만 안경을 쓰시나요?

P. Я пользуюсь очками только для работы на близком расстоянии.

가까이 있는 사물을 살펴볼 때만 안경을 씁니다.

D. У вас хорошее зрение?

시력이 좋은가요?

P. У меня плохое зрение.

시력이 나쁩니다.

P. Я постоянно ношу очки.

저는 항상 안경을 씁니다.

D. Вы различаете все цвета?

색은 잘 구별하시지요?

P. Да.

네.

D.

Когда последний раз вы проверяли зрение?

최근 시력 검사를 받은 게 언제인가요?

P.

Мне проверяли зрение последний раз месяц назад.

한 달 전에 시력 검사를 받았습니다.

연습 문제 3

예시를 참고하여 러시아어 표현을 완성해 보세요.

Прочитайте пример и составьте соответствующие выражения на русском языке.

예시 안경을 쓰시나요? → Вы пользуетесь очками?

1. 보청기를 사용하시나요? → ______________________
2. 틀니를 사용하시나요? → ______________________
3. 휠체어를 사용하시나요? → ______________________
4. 지팡이를 사용하시나요? → ______________________
5. 복대를 착용하시나요? → ______________________

상황 4

아래 대화문을 보고 러시아어는 한국어로, 한국어는 러시아어로 통(번)역해 보세요.
Прочитайте диалог и переведите: с русского на корейский, а с корейского на русский.

P. У меня ощущение засоренности глаз песком.

D. 눈물이 흘러서 불편하시다고요?

P. Нет.

D. 두통이 있으시나요?

P. Да.

P. У меня часто краснеют глаза.

D. 눈이 자주 충혈되고 염증이 생기나요?

P. У меня часто бывают ячмени.

D. 가족 중에 녹내장을 앓는 분이 있나요?

P. Нет.

P.

У меня резь в глазах.

D.

사물이 두 개로 보이시나요?

P.

Нет.

상황 4

자신의 통역을 확인해 보세요.
Проверьте свой перевод.

D. У меня ощущение засоренности глаз песком.
눈에 모래가 들어간 느낌입니다.

P. Вас беспокоит постоянное слезотечение?
눈물이 흘러서 불편하시다고요?

P. Нет.
아니요.

D. У вас бывает головная боль?
두통이 있으시나요?

P. Да.
네.

D. У меня часто краснеют глаза.
눈이 자주 충혈됩니다.

P. У вас часто краснеют и воспаляются глаза?
눈이 자주 충혈되고 염증이 생기나요?

P. У меня часто бывают ячмени.
다래끼가 자주 납니다.

D. В вашей семье есть больные глаукомой?
가족 중에 녹내장을 앓는 분이 있나요?

P. Нет.
아니요.

P.	У меня резь в глазах. 눈이 시려워요.
D.	У вас есть двоение в глазах. 사물이 두 개로 보이시나요?
P.	Нет. 아니요.

기억해두세요! Запомните!

- 모래가 들어간 느낌입니다. Ощущение засоренности глаз песком (Ощущение песка в глазах).
- 눈에 이물감이 있어요. Чувство инородного тела в глазах.

유용한 표현

의료진이 자주 사용하는 표현
Выражения, часто употребляемые медиками

눈이 아프신가요?	У вас болят глаза?
눈이 불편하신가요? 눈이 잘 안 보이시나요?	Вас беспокоят глаза (зрение)?
시력이 좋으신가요? (나쁘신가요?)	У вас хорошее (плохое) зрение?
멀리 있는 사물이 잘 보이시나요? 아니면 가까이 있는 사물이 잘 보이시나요?	Вы видите лучше вдаль или вблизи?
최근에 시력 검사를 언제 받아보셨지요?	Когда последний раз вы проверяли зрение?
가리키는 글자를 말해보세요.	Назовите букву, на которую я указываю.
시력이 정상입니다. (원시, 근시, 고도 근시, 경도 원시)	У вас абсолютно нормальное зрение (дальнозоркость, близорукость, высокая степень близорукости, слабая степень дальнозоркости).
어렸을 때부터 사시가 있었나요?	У вас косоглазие с детства?
또렷하게 잘 보이나요? (안개가 낀 것처럼 흐릿하게 보이나요?)	Вы видите ясно (нечётко, как в тумане)?
안경을 항상 쓰시나요?	Вы постоянно носите очки?
어떤 안경인가요?	Какие очки?
가까운 사물을 볼 때만 안경을 쓰시나요? (먼 사물을 볼 때만 안경을 쓰시나요?)	Вы пользуетесь очками только для работы на близком расстоянии (для дали)?
안경을 항상 써야 합니다.	Вы должны носить очки постоянно.
독서용 안경이 필요합니다. (원거리용 안경이 필요합니다.)	Вам нужны очки для чтения (для дали).
돋보기 안경(원거리용 안경, 상시 착용용 안경)을 처방해 드리겠습니다.	Я вам выпишу рецепт на очки для чтения (для дали, для постоянного пользования).
1개의 물체가 2개로 보이시나요?	У вас есть двоение в глазах?
어두울 때 잘 보이시나요? 아니면 밝을 때 잘 보이시나요?	Вы лучше видеть в сумерках или при ярком свете?

색을 다 구별할 수 있으신가요?	Вы различаете все цвета?
눈이 자주 충혈되고 염증이 생기시나요?	У вас часто краснеют и воспаляются глаза?
아침에 일어나면 눈꺼풀이 붙나요?	По утрам глаза не слипаются?
눈이 자주 심하게 아프신가요?	Вы часто ощущаете сильную боль в глазах?
누런색의 눈곱이 끼나요?	Бывает ли у вас гнойное отделяемое в уголках глаз?
가족 중에 녹내장으로 고생하시는 분이 있으신가요?	В вашей семье есть больные глаукомой?
가끔 시력이 떨어지는 느낌이 들 때 있으신가요?	Нет ли у вас ощущения, что зрение ухудшается?
한 쪽 동공이 다른 쪽 동공보다 크다는 것을 아셨나요?	Вы когда-нибудь замечали, что у вас один зрачок больше другого?
눈에 모래가 들어간 느낌이 있으신가요? (이물감이 있으시나요? 눈이 항상 가렵나요? 눈꺼풀이 항상 충혈되어 있나요? 먼지 또는 조명에 민감하신가요?)	У вас есть ощущение, как будто в глазах песок (ощущение инородного тела в глазах, постоянный мучительный зуд век, постоянное раздражение век, выраженная чувствительность к пыли, искусственному свету)?
눈물이 항상 흘러서 신경이 쓰이시나요?	Вас беспокоит постоянное слезотечение?
두통이 있나요? (아침에 일어나시면 눈이 아프시나요?)	У вас бывает головная боль (боль в глазах утром после сна)?
눈부심이 있나요?/눈꺼풀이 붉어지나요?	Бывает светобоязнь/покраснение век?

환자가 자주 사용하는 표현

Выражения, часто употребляемые пациентами

У меня болят глаза.	눈이 아픕니다.
У меня быстро ухудшается зрение.	시력이 빠르게 나빠지고 있습니다.
У меня что-то с глазами.	눈이 좀 이상합니다.
Меня беспокоят(-ит) глаза (зрение).	눈이 불편합니다. 시력이 떨어지는 것 같아요.
У меня плохое зрение.	시력이 나쁩니다.
Я потерял(-а) свои очки.	안경을 잃어버렸습니다.
Мои очки разбились.	안경이 깨졌습니다.
У меня резь в глазах.	눈이 시려요. 눈이 매워요.
Мне что-то попало в глаз.	눈에 뭔가가 들어간 것 같습니다.
Я вижу лучше вдаль.	멀리 있는 것이 더 잘 보입니다.
Я вижу лучше вблизи.	가까이 있는 것이 더 잘 보입니다.
Мне проверяли зрение последний раз месяц назад.	한 달 전에 시력 검사를 받았습니다.
Я вижу ясно (нечётко, как в тумане).	또렷하게 잘 보입니다. (안개가 낀 것처럼 흐릿하게 보입니다).
У меня косоглазие с детства.	어렸을 때부터 사시가 있었습니다.
Я постоянно ношу очки.	안경을 항상 끼고 다닙니다.
По утрам глаза слипаются.	아침에 일어나면 눈꺼풀이 붙어있습니다.
Вы не могли бы мне выписать очки для работы вблизи (для дали, для постоянного пользования)?	근거리용 안경(원거리용 안경, 상시 착용용 안경)을 처방해 주실 수 있나요?
Я пользуюсь очками только для работы на близком расстоянии (для дали).	가까이 있는 것을 볼 때만 안경을 써요. (멀리 있는 것을 볼 때만 안경을 써요.)
У меня двоение в глазах.	사물이 2개로 보입니다.
Я часто ощущаю сильную боль в глазах.	눈이 자주 심하게 아파요.
Вы не могли бы мне выписать какие-нибудь очки?	안경을 처방해주시겠습니까?
Я ношу контактные линзы.	콘택트렌즈를 낍니다.

Я потерял(-а) свою контактную линзу.	콘택트렌즈를 잃어버렸습니다.
Я лучше вижу в сумерках.	어두울 때 더 잘 보입니다.
Я лучше вижу при ярком свете.	밝을 때 더 잘 보입니다.
У меня часто краснеют глаза.	눈이 자주 충혈됩니다.
У меня часто бывают ячмени.	다래끼가 자주 생깁니다.
Меня беспокоит постоянное слезотечение (спазм век).	눈물이 항상 흘러요(안검연축이 있습니다).
У меня ощущение, как будто в глазах песок.	눈에 모래가 들어간 느낌이 듭니다.

유익한 용어
Полезные термины

한국어 가나다순	
각막	роговица
각막염	кератит
근시	близорукость
난시	астигматизм
녹내장	глаукома
눈	глаз
눈 통증	боли в глазах
눈꺼풀 부종	отёк века (век)
눈꺼풀, 안검	веко
눈떨림(안진)	нистагм
눈물기관	слёзные органы
눈병	глазные болезни
눈의 굴절	рефракция глаза
눈의 조절 작용	аккомодация глаза
동공	зрачок
망막	сетчатка
백내장	катаракта
사시	косоглазие
속눈썹	ресница
수정체	хрусталик
시력	зрение
시력 저하	ухудшение зрения
시신경	зрительный нерв

시야	поле зрения
실명	слепота
실명	потеря зрения, слепота
실명하다	ослепнуть
안경	очки
안과 전문의	офтальмолог (окулист)
안구	глазное яблоко
안와	глазная впадина
안저 검사	офтальмоскопия
원시	дальнозоркость
정상 시력	нормальное зрение
콘택트렌즈	контактная линза
트라코마	трахома
홍채	радужка

러시아어 알파벳순	
аккомодация глаза	눈의 조절 작용
астигматизм	난시
отёк века (век)	눈꺼풀 부종
ослепнуть	실명하다
слепота	실명
катаракта	백내장
контактная линза	콘택트렌즈
роговица	각막
глаз	눈
глазное яблоко	안구
глазные болезни	눈병
глазная впадина	안와
ресница	속눈썹
веко	눈꺼풀, 안검
рефракция глаза	눈의 굴절
очки	안경
глаукома	녹내장
поле зрения	시야
косоглазие	사시
радужка	홍채
кератит	각막염
слёзные органы	눈물기관
хрусталик	수정체
дальнозоркость	원시
потеря зрения, слепота	실명

нормальное зрение	정상 시력
нистагм	눈떨림(안진)
офтальмолог (окулист)	안과 전문의
офтальмоскопия	안저 검사
зрительный нерв	시신경
боли в глазах	눈 통증
зрачок	동공
сетчатка	망막
близорукость	근시
трахома	트라코마
зрение	시력
ухудшение зрения	시력 저하

MEMO

7. 소화기내과 진료
Приём гастроэнтеролога

통역하기

상황 1

아래 대화문을 보고 러시아어는 한국어로, 한국어는 러시아어로 통(번)역해 보세요.

Прочитайте диалог и переведите: с русского на корейский, а с корейского на русский.

D. 어디가 불편하신가요?

P. Несмотря на хороший аппетит, я потерял(-а) в весе.

D. 배변은 잘 하고 계십니까?

P. Я страдаю запорами.

D. 매일 변을 볼 수 있도록 하셔야 합니다.

D. 방귀가 시원하게 잘 안 나오십니까?

P. Да. У меня затруднено отхождение газов.

D. 방귀가 잘 나오도록 하셔야 합니다.

상황 1

자신의 통역을 확인해 보세요.
Проверьте свой перевод.

D.	Что вас беспокоит? 어디가 불편하신가요?
P.	Несмотря на хороший аппетит, я потерял(-а) в весе. 밥을 잘 먹는데도 살이 빠지네요.
D.	У вас стул нормальный? 배변은 잘 하고 계십니까?
P.	Я страдаю запорами. 변비가 있어요.
D.	Следите за тем, чтобы стул был регулярным. 매일 변을 볼 수 있도록 하셔야 합니다.
D.	У вас затруднено отхождение газов? 방귀가 시원하게 잘 안 나오십니까?
P.	Да. У меня затруднено отхождение газов. 네. 방귀가 시원하게 안 나갑니다.
D.	Вы должны следить, чтобы у вас постоянно отходили газы. 방귀가 잘 나오도록 하셔야 합니다.

연습 문제 1

예시를 참고하여 러시아어 표현을 완성해 보세요.

Прочитайте пример и составьте соответствующие выражения на русском языке.

예시 변비가 있어요. → Страдаю запорами. У меня запоры.

1. 요실금이 있어요. → ____________________
2. 거식증이 있어요. → ____________________
3. 폭식증이 있어요. → ____________________
4. 담낭염이 있어요. → ____________________
5. 췌장염이 있어요. → ____________________

상황 2

아래 대화문을 보고 러시아어는 한국어로, 한국어는 러시아어로 통(번)역해 보세요.
Прочитайте диалог и переведите: с русского на корейский, а с корейского на русский.

P. У меня плохой аппетит.

D. 음식을 삼킬 때 따끔거리는 느낌이 있으세요?

P. Да.

D. 음식을 삼키고 나서 통증이 사라지나요?

P. Нет.

D. 숨을 쉬시고, 배를 편안하게 해보세요.

D. 복근의 긴장을 풀기 위해서 무릎을 굽혀보세요.

D. 배를 누를 때 통증이 심해지나요? 아니면 배에서 손을 뗄 때 통증이 심해지나요?

P. Я чувствую боль сильнее, когда вы убираете руку.

P. Боль появляется в животе временами.

D. 배에 가스가 차는 느낌이 드세요?

P. После еды у меня бывает вздутие живота.

D. 복통이 언제부터 나타났나요?

P. Боль в животе появилась два месяца назад.

D. 어디로 반사되나요?

D. 보여주세요.

D. 속이 울렁거리지 않으시지요?

P. Нет, не тошнит.

P. У меня всегда изжога после еды.

D. X-ray 사진을 왜 찍었나요?

D. 사진을 볼까요.

D. 사진상 십이지장궤양 소견이 있습니다.

확인하기

상황 2

자신의 통역을 확인해 보세요.

Проверьте свой перевод.

P. У меня плохой аппетит.
입맛이 없습니다.

D. У вас есть чувство жжения при проглатывании пищи?
음식을 삼킬 때 따끔거리는 느낌이 있으세요?

P. Да.
네.

D. Боли исчезают после проглатывания пищи?
음식을 삼키고 나면 통증이 사라지나요?

P. Нет.
아니요.

D. Подышите, расслабьте живот.
숨을 쉬시고, 배에 힘을 빼세요.

D. Согните ноги в коленях, чтобы уменьшить напряжение мышц живота.
복근의 긴장을 풀기 위해서 무릎을 굽혀보세요.

D. Вы чувствуете боль сильнее, когда я надавливаю на живот или когда я отнимаю руку?
배를 누를 때 통증이 심해지나요? 아니면 배에서 손을 뗄 때 통증이 심해지나요?

P. Я чувствую боль сильнее, когда вы убираете руку.
선생님이 손을 뗄 때 통증이 더 심해집니다.

P. Боль появляется в животе временами.
배가 아팠다 안 아팠다 해요.

D. Вы чувствуете вздутие живота?
배에 가스가 차는 느낌이 드세요?

P. После еды у меня бывает вздутие живота.
식사 후에 배에 가스가 차는 경우가 있습니다.

D. Когда появилась боль в животе?
복통이 언제부터 나타났나요?

P. Боль в животе появилась два месяца назад.
두 달 전부터 배가 아프기 시작했습니다.

D. Куда она отдает?
어디로 반사되나요?

D. Покажите!
보여주세요.

D. Вас не тошнит?
속이 울렁거리지 않으시지요?

P. Нет, не тошнит.
네, 울렁거리지 않습니다.

P. У меня всегда изжога после еды.
식후 항상 속이 쓰려요.

D. С какой целью делали рентгеновские снимки?
X-ray 사진을 왜 찍었나요?

D. Давайте посмотрим их.
사진을 볼까요.

D. На вашем снимке определяется язва двенадцатиперстной кишки.
사진상 십이지장궤양 소견이 있습니다.

연습 문제 2

예시를 참고하여 러시아어 표현을 완성해 보세요.
Прочитайте пример и составьте соответствующие выражения на русском языке.

예시	배에 가스가 차는 느낌이 드세요? → Вы чувствуете вздутие живота?

1. 열이 있는 느낌이 드세요? → ______________________
2. 차가운 느낌이 드세요? → ______________________
3. 팔의 힘이 빠지는 느낌이 드세요? → ______________________

상황 3

아래 대화문을 보고 러시아어는 한국어로, 한국어는 러시아어로 통(번)역해 보세요.

Прочитайте диалог и переведите: с русского на корейский, а с корейского на русский.

D. 어디가 불편하신가요?

P. У меня рвота.

D. 혈액이 섞인 구토인가요?

P. У меня рвота с кровью.

D. 구토를 하면 속이 편해지나요?

P. Да. Рвота облегчает состояние.

P. Меня тошнит.

D. 속이 자주 울렁거립니까?

P. Да.

D. 아침에 속이 울렁거립니까?

D.

공복통이 있나요?

P. Нет.

D.

식욕이 떨어지는 느낌 드세요?

P. Нет.

D.

어디가 불편하세요?

P. Я страдаю несварением желудка.

D.

복부에 칼로 찌르는 듯한 통증을 느끼신 적이 없으셨나요?

P. Нет.

상황 3

자신의 통역을 확인해 보세요.
Проверьте свой перевод.

D. Что вас беспокоит?
어디가 불편하신가요?

P. У меня рвота.
구토를 합니다.

D. В рвотных массах кровь?
혈액이 섞인 구토인가요?

P. У меня рвота с кровью.
섞여 있습니다.

D. Рвота облегчает состояние?
구토를 하면 속이 편해지나요?

P. Да. Рвота облегчает состояние.
네. 구토를 하면 속이 편해집니다.

P. Меня тошнит.
속이 메스껍습니다.

D. Вы часто испытываете чувство тошноты.
속이 자주 울렁거립니까?

P. Да.
네.

D. Тошнота появляется утром?
아침에 속이 울렁거립니까?

D. У вас бывают голодные боли?

공복통이 있나요?

P. Нет.

아니요.

D. Не замечали ли вы ухудшение аппетита?

식욕이 떨어지는 느낌 드세요?

P. Нет.

아니요.

D. Что вас беспокоит?

어디가 불편하세요?

P. Я страдаю несварением желудка.

소화가 잘 안됩니다.

D У вас не было ощущения удара кинжалом в живот?

복부에 칼로 찌르는 듯한 통증을 느끼신 적이 없으셨나요?

P. Нет.

아니요.

기억해두세요! Запомните!

- 밥을 잘 먹어요, 식욕이 좋아요는 У меня хороший аппетит.라고 표현한다.
- Я хорошо ем.은 식욕보다 식사의 질적인 측면을 부각시키는 표현이다.
- Несварение желудка와 Расстройство желудка를 혼동해서 사용하는 사람들이 있다. 그러나 전자는 소화가 안 되는 것을 의미하고 후자는 배탈을 의미한다.

유용한 표현

의료진이 자주 사용하는 표현

Выражения, часто употребляемые медиками

입맛이 좋은가요(나쁜가요)?	У вас хороший (плохой) аппетит?
입맛이 좋아졌나요(입맛이 없나요)?	У вас повышенный аппетит (нет аппетита)?
입맛이 달라졌나요?	У вас изменился аппетит?
입맛이 나빠지지 않았나요?	Не замечали ли вы ухудшение аппетита?
식욕이 좋은데도 불구하고 몸무게가 줄었나요?	Несмотря на хороший аппетит, вы потеряли в весе?
속이 언제 쓰리나요(언제 트림이 나오나요, 언제 구토를 하나요)?	Когда у вас бывает изжога (отрыжка, рвота)?
트림, 구토 할 때 음식(전날 먹은 음식, 방금 먹은 음식)이 나오나요?	Отрыжка, рвота пищей, (съеденной накануне, съеденной только что)?
신트림(역한 트림, 먹은 음식 냄새가 올라오는 트림)이 올라오나요?	У вас бывает кислая отрыжка (отрыжка тухлым, отрыжка с запахом съеденной пищи)?
불쾌한 냄새를 수반한 트림을 자주 하나요(트림 할 때 먹은 음식이 올라오나요, 방금 마신 음료가 올라오나요)?	У вас постоянная отрыжка с неприятным запахом (срыгивание съеденной пищей, немедленное срыгивание выпитой жидкости)?
혈액이 섞인 구토? (점액이 섞인 구토? 가끔 토하나요? 구토가 심한가요?)	Рвота с кровью (со слизью, редкая, сильная)?
토하고 나면 좀 좋아집니까?	Рвота облегчает состояние?
구토(메스꺼움)가 멈췄나요(지속되나요)?	Рвота (тошнота) прекратилась (продолжается)?
구역질이 계속 납니까?	У вас постоянные позывы на рвоту?
속이 울렁거리지 않아요?	Вас не тошнит?
속이 자주 울렁거립니까?	Вы часто испытываете чувство тошноты?
아침(공복, 식후)에 토하십니까? 아침(공복, 식후)에 속이 울렁거리나요?	Рвота появляется утром(натощак, после еды)? Тошнота появляется утром (натощак, после еды)?

식후 몇 시간 후에 토하시나요?	Через сколько времени после еды появляется рвота?
구토물의 색깔은 무엇인가요?	Какого цвета рвотные массы?
혈액(점액)이 섞인 구토입니까?	В рвотных массах крови (слизи) нет?
혀를 보여주세요!	Покажите, пожалуйста, язык!
항상 설태가 있으십니까? (혀가 항상 깨끗하시나요?)	У вас налёт на языке? (У вас язык всегда остаётся чистым?)
배가 아프신가요?	У вас болит живот?
복부의 어느 부위가 가장 아픈가요?	В какой части живота болит сильнее всего?
왼쪽(오른쪽) 갈비뼈 아래, 배꼽 주변, 아랫배 왼쪽(오른쪽)에 통증이 있으시나요?	В левом (правом) подреберье, вокруг пупка, внизу живота слева (справа)?
언제 복통이 시작되었나요?	Когда появилась боль в животе?
통증이 어디로 퍼지나요 (반사되나요)?	Куда боль отдаёт?
보여주세요!	Покажите мне!
경련성 복통인가요? (격심한 통증(급통), 무지근한 통증(둔통)인가요?)	Боль в животе схваткообразная (острая, тупая)?
배가 아팠다 안 아팠다 하나요?	Боль в животе появляется временами?
배꼽 위쪽이 아파요? 아니면 배꼽 아래쪽이 아파요?	Боль выше или ниже пупка?
배에 가스가 차는 느낌 드시나요?	Вы чувствуете вздутие живота?
식사 후 배에 가스가 찹니까?	После еды у вас бывает вздутие живота?
명치 부분이 더부룩합니까? 명치 부분이 눌리는 듯하게 아픕니까?	У вас есть чувство тяжести (давления) в эпигастральной области (под ложечкой)?
복식호흡을 하세요, 배에 힘 빼세요.	Подышите животом, расслабьте живот.
복근의 긴장을 풀기 위해 무릎을 구부려보세요.	Согните ноги в коленях, чтобы расслабить мышцы живота.
배를 누를 때 통증이 더 심하나요? 아니면 손을 뗄 때 통증이 더 심하나요?	Вы чувствуете боль сильнее, когда я надавливаю на живот или когда я отнимаю руку?
딱딱한 음식(유동식)을 드실 때 걸린다는 느낌이 드세요? (음식을 드시다 목에 걸린다는 느낌이 드세요?/속이 더부룩하신가요?)	Вы испытываете затруднения при проглатывании твердой (жидкой) пищи (застревание пищи в пищеводе, давления за грудиной)?

음식을 삼킬 때 타는 듯한 통증이 있나요? 음식을 넘길 때 아파요?	У вас есть чувство жжения (боли) при проглатывании пищи?
음식을 삼키고 나면 통증이 사라지나요?	Боли исчезают после проглатывания пищи?
목에 있는 혹이 생겼다 없어졌다를 반복하나요? (목에 있는 혹이 식사하실 때 생깁니까?)	Опухоль на шее появляется периодически (во время приёма пищи)?
소화가 잘 안되십니까? (위궤양, 십이지장궤양이 있으신가요?)	Вы страдаете несварением желудка (язвенной болезнью желудка, двенадцатиперстной кишки)?
공복에 배가 아파요? (매운 음식을 먹은 후, 과식을 한 후에 통증이 있나요?)	Боли бывают натощак (после приёма острой пищи, после приёма обильного количества пищи)?
위통이 식사와 관련이 있나요?	Боли в желудке связаны с приёмом пищи?
공복통(야간통)이 있으시나요?	У вас бывают голодные (ночные) боли?
어떻게 하면 위통이 해소되나요? (음식이나 베이킹 소다를 먹으면)	Что облегчает боли в желудке (прием пищи или питьевой соды)?
명치 부근이 답답합니까(특히 식사 후 속이 더부룩하거나 꽉 찬 느낌)?	У вас бывают неприятные ощущения в подложечной области (чувство тяжести и переполнения желудка особенно после еды)?
누워있으면 (복대를 착용하고 있으면) 이 증상이 없어지나요 (줄어드나요)?	Эти явления исчезают (уменьшаются) в горизонтальном положении (при ношении бандажа)?
우유를 드시면 배에 가스가 찹니까?	После приёма молока у вас бывает вздутие живота?
상체를 뒤로 젖힐 때(옆으로 돌아누울 때, 배에 힘을 줄 때) 위에 통증이 있나요?	Боли в желудке появляются при разгибании туловища назад (при переворачивании с боку на бок, при натуживании)?
배를 칼로 찌르는듯한 느낌이 없었나요?	У вас не было ощущения как бы удара кинжалом в живот?
통증과 고열(오한, 메스꺼움, 담즙구토, 배변장애)이 동반되나요?	Приступ болей сопровождается повышением температуры (ознобом, тошнотой, рвотой желчью, задержкой стула)?

통증과 구토가 동반되나요?	Боли сопровождаются рвотой?
방귀가 잘 안 나오나요?	У вас затруднено отхождение газов?
방귀가 잘 나오도록 하셔야 합니다.	Вы должны следить, чтобы у вас постоянно отходили газы.
변비(설사) 때문에 고생하시나요?	Вы страдаете запорами (диареей)?
대변에 피나 점액을 보신 적이 있나요? 대변을 매일 보십니까(바나나 모양의 변, 묽은 변, 죽 형태의 변)?	Не замечали ли вы крови и слизи в стуле? У вас регулярный стул (оформленный, жидкий, кашицеобразный)?
대변을 매일 보셔야 합니다.	Следите за тем, чтобы стул был регулярным.

환자가 자주 사용하는 표현
Выражения, часто употребляемые пациентами

У меня плохой аппетит.	식욕이 떨어졌습니다.
Несмотря на хороший аппетит, я потерял(-а) в весе.	밥을 잘 먹는데도 살은 빠지네요.
У меня всегда изжога (отрыжка) после еды.	식후 항상 속이 쓰립니다(트림을 합니다).
У меня рвота с кровью.	피를 토합니다.
Рвота облегчает состояние.	토하고 나면 좋아집니다.
У меня постоянные позывы на рвоту.	토할 것 같은 느낌이 있습니다(구역질이 납니다).
Меня тошнит.	속이 울렁거립니다.
Рвота (тошнота) появляется утром (натощак, после еды).	구토가 아침(공복, 식후)에 나와요. 아침(공복, 식후)에 메스껍습니다.
В рвотных массах есть кровь (слизь).	혈액(점액)이 섞인 구토입니다.
У меня болит живот.	배가 아파요.
Боль в животе появляется временами.	배가 아팠다, 안 아팠다 반복해요.
Я чувствую вздутие живота.	배에 가스가 차는 느낌이 있습니다.
У меня чувство жжения (боли) при проглатывании пищи.	음식을 삼킬 때 목에 타는 듯한 통증이 있어요. 목이 아파요.
Боли исчезают после проглатывания пищи.	음식을 삼키고 나면 통증이 사라집니다.
Я страдаю несварением желудка (язвенной болезнью желудка, двенадцатиперстной кишки).	소화가 잘 안 됩니다(위궤양, 십이지장궤양이 있습니다).
Боли бывают натощак (после приёма острой пищи, после приёма обильного количества пищи).	속이 비면 (매운 음식 먹으면, 과식하면) 배가 아파요.
У меня бывают голодные (ночные) боли.	공복에 (야간에) 통증이 있습니다.
У меня неприятные ощущения в подложечной области (чувство тяжести и переполнения желудка, особенно после еды).	명치부근이 더부룩합니다(특히 식후에 속이 더부룩하고 배가 꽉 찬 느낌이 듭니다).

После приёма молока у меня бывает вздутие живота.	우유를 마시면 배에 가스가 찹니다.
Боли сопровождаются рвотой.	통증과 구토가 동반됩니다.
У меня затруднено отхождение газов.	방귀가 잘 안 나갑니다.
Я страдаю запорами (поносами)	변비(설사)가 있습니다.
У меня регулярный и нормальный стул	대변을 매일 보며, 변 상태도 괜찮습니다.

유익한 용어
Полезные термины

한국어 가나다순	
결장염	колит
구토	рвота
궤양성 위염	язвенный гастрит
급성 위염	острый гастрит
담낭염	холецистит
대변	стул
만성 위궤양	хроническая язва желудка
만성 위염	хронический гастрит
배탈	расстройство кишечника
변비	запор
복강	брюшная полость
복근	мышцы живота
복근긴장	напряжение мышц живота
복막염	перитонит
복벽	брюшная стенка
복부	область живота
복부팽만 (배에 가스가 차는 느낌)	вздутие живота
복수	асцит
식도	пищевод
식도염	эзофагит
식욕	аппетит
십이지장	двенадцатиперстная кишка
쓸개, 담낭	желчный пузырь

위	желудок
위궤양	язвенная болезнь желудка
위암	рак желудка
위염	гастрит
위절제술 후 증후군	постгастрорезекционный синдром
장	кишка
장폐색	кишечная непроходимость
천공성 위궤양	прободная язва желудка
충수염 (잘못된 용어: 맹장염)	аппендицит
췌장염	панкреатит
트림	отрыжка

러시아어 알파벳순	
язвенный гастрит	궤양성 위염
язвенная болезнь желудка	위궤양
эзофагит	식도염
хронический гастрит	만성 위염
хроническая язва желудка	만성 위궤양
холецистит	담낭염
стул	대변
рвота	구토
расстройство кишечника	배탈
рак желудка	위암
прободная язва желудка	천공성 위궤양
постгастрорезекционный синдром	위절제술 후 증후군
пищевод	식도
перитонит	복막염
панкреатит	췌장염
отрыжка	트림
острый гастрит	급성 위염
область живота	복부
напряжение мышц живота	복근긴장
мышцы живота	복근
колит	결장염
кишка	장
кишечная непроходимость	장폐색
запор	변비
желчный пузырь	쓸개, 담낭

желудок	위
двенадцатиперстная кишка	십이지장
гастрит	위염
вздутие живота	복부팽만 (배에 가스가 차는 느낌)
брюшная стенка	복벽
брюшная полость	복강
асцит	복수
аппетит	식욕
аппендицит	충수염 (잘못된 용어: 맹장염)

8. 부인과 진료

Приём гинеколога

통역 하기

상황 1

아래 대화문을 보고 러시아어는 한국어로, 한국어는 러시아어로 통(번)역해 보세요.
Прочитайте диалог и переведите: с русского на корейский, а с корейского на русский.

D. 어디가 불편하세요?

P. Менструации сопровождаются болями внизу живота.

D. 생리 초반에 많이 아파요?

P. Да.

D. 피 덩어리가 보이십니까?

D. 또 다른 증상이 있습니까?

P. У меня бывают кровотечения между менструациями.

D. 성교 중 출혈이 있습니까?

P. Нет.

P.

У меня бывает зуд во влагалище.

D.

성병에 감염된 적이 있나요?

P.

Нет.

P.

У меня никогда не было венерических заболеваний.

확인하기

상황 1

자신의 통역을 확인해 보세요.

Проверьте свой перевод.

D. Что вас беспокоит?
어디가 불편하세요?

P. Менструации сопровождаются болями внизу живота.
생리할 때 아랫배가 아픕니다.

D. Начало менструации сопровождается значительными болями?
생리 초반에 많이 아파요?

P. Да.
네.

D. В менструальных выделениях есть сгустки крови?
피 덩어리가 보이십니까?

D. Что ещё беспокоит?
또 다른 증상이 있습니까?

P. У меня бывают кровотечения между менструациями.
생리 전후로 하혈할 때가 있습니다.

D. У вас идёт кровь во время полового акта?
성교 중 출혈이 있습니까?

P. Нет.
아니요.

P. У меня бывает зуд во влагалище.
아래쪽에 가려울 때가 있습니다.

D. У вас было когда-нибудь венерическое заболевание?

성병에 감염된 적이 있나요?

P. Нет.

아니요.

P. У меня никогда не было венерических заболеваний.

한 번도 성병에 걸린 적이 없습니다.

연습 문제 1

예시를 참고하여 러시아어 표현을 완성해 보세요.

Прочитайте пример и составьте соответствующие выражения на русском языке.

예시 заразиться венерическим заболеванием. → 성병에 걸리다. (감염되다.)

Заболеть венерическим заболеванием. → 성병을 앓다.

1. Заразиться гриппом. / Заболеть гриппом.

→ ______________________________

2. Заразиться свинкой. / Заболеть свинкой.

→ ______________________________

3. Заразиться гепатитом. /Заболеть гепатитом.

→ ______________________________

상황 2

아래 대화문을 보고 러시아어는 한국어로, 한국어는 러시아어로 통(번)역해 보세요.

Прочитайте диалог и переведите: с русского на корейский, а с корейского на русский.

D. 어디가 불편하세요?

P. У меня уже давно нет менструации.

D. 생리를 안 한 지 얼마나 되셨습니까?

P. Два месяца.

D. 초경을 몇 살에 하셨나요?

P. В возрасте тринадцати лет.

D. 생리가 정상적으로 자리잡는 데 얼마나 걸리셨나요?

P. Менструальный цикл быстро пришёл в норму.

P. У меня обильные менструации.

D. 생리를 며칠씩 하시나요?

P. Четыре дня.

D. 생리하실 때 몸 상태가 어떤가요?

P. В первые дни менструации бывают сильные боли.

D. 생리가 규칙적인가요?

P. Менструации регулярные.

D. 성생활을 시작한 후 생리에 변화가 있었나요?

P. Нет.

D. 출산을 몇 번 하셨지요?

P. Я рожала два раза.

D. 모든 아이가 만삭으로 태어났나요?

P. Да. Все дети родились в срок.

P. У меня не было абортов.

D.

성생활을 몇 살에 시작했나요?

P.

В девятнадцать лет.

상황 2

자신의 통역을 확인해 보세요.
Проверьте свой перевод.

D. Что вас беспокоит?
어디가 불편하세요?

P. У меня уже давно нет менструации.
생리를 안 한 지 오래됐습니다.

D. Как давно у вас уже отсутствует менструация?
생리를 안 한 지 얼마나 되셨습니까?

P. Два месяца.
두 달째입니다.

D. В каком возрасте появилась первая менструация?
초경을 몇 살에 하셨나요?

D. В возрасте тринадцати лет.
13살에요.

P. Через какой промежуток времени установилась менструация?
생리가 정상적으로 자리잡는 데 얼마나 걸리셨나요?

D. Менструальный цикл быстро пришёл в норму.
빨리 일정해졌습니다.

P. У меня обильные менструации.
생리량이 많은 편입니다.

P. Сколько дней длятся месячные?
생리를 며칠씩 하시나요?

P. Четыре дня.

나흘씩이요.

P. Как вы себя чувствуете во время менструации?

생리하실 때 몸 상태가 어떤가요?

P. В начале менструации бывают сильные боли.

생리 초반에는 생리통이 심합니다.

P. Менструации регулярные?

생리가 규칙적인가요?

P. Менструации регулярные.

생리가 규칙적입니다.

P. Изменились ли менструации после начала половой жизни?

성생활을 시작한 후 생리에 변화가 있었나요?

P. Нет.

아니요.

P. Сколько раз вы рожали?

출산을 몇 번 하셨지요?

P. Я рожала два раза.

두 번 출산했습니다.

P. Все дети родились доношенными?

모든 아이가 만삭으로 태어났나요?

P. Да. Все дети родились в срок.

네. 아이들 모두 예정일에 태어났습니다.

P. У вас были когда-нибудь аборты?

낙태 수술을 받으신 적이 있나요?

P. У меня не было абортов.

낙태 수술을 받은 적이 없습니다.

P. В каком возрасте вы начали половую жизнь?

성생활을 몇 살에 시작했나요?

P. В девятнадцать лет.

19살에요.

기억해두세요! Запомните!

- 몇 번째 출산인가요? Какие по счёту роды?
- 2번째 출산입니다. Вторые роды.
- 출산을 몇 번 하셨나요? Сколько раз вы рожали?
- 2번째 출산합니다. Я рожаю во второй раз.

상황 3

아래 대화문을 보고 러시아어는 한국어로, 한국어는 러시아어로 통(번)역해 보세요.

Прочитайте диалог и переведите: с русского на корейский, а с корейского на русский.

D.
첫 임신이었나요?

P. Да.

D. Мне можно забеременеть?

D.
아니요.

P. Почему невозможно наступление беременности?

D.
임신하시면 안 됩니다.

D.
피임약을 드시거나 피임기구를 사용하세요.

D.
또 다른 불편함이 있으세요?

P. У меня бывают перепады настроения перед менструацией.

P. У меня бывают головные боли и плаксивость в начале менструации.

D.

생리 주기 후반에 몸 상태가 안 좋아지는 경우가 있으세요?

P.

Нет.

P.

У меня нет никаких затруднений во второй половине менструального цикла.

상황 3

자신의 통역을 확인해 보세요.

Проверьте свой перевод.

D. Это была ваша первая беременность?
첫 임신이었나요?

P. Да.
네.

D. Мне можно забеременеть?
임신할 수 있나요?

D. Нет.
아니요.

P. Почему невозможно наступление беременности?
왜 임신을 할 수 없나요?

D. Вам противопоказано беременеть.
임신하시면 안 됩니다.

D. Используйте противозачаточные средства.
피임약을 드시거나 피임기구를 사용하세요.

D. Что вас еще беспокоит?
또 다른 불편함이 있으세요?

P. У меня бывают перепады настроения перед менструацией.
생리 전 감정기복이 심합니다.

P. У меня бывают головные боли и плаксивость в начале менструации.
생리 전에 머리가 아프고 눈물이 많아집니다.

D.	У вас бывают какие-либо ухудшения состояния во второй половине менструального цикла? 생리 주기 후반에 몸 상태가 안 좋아지는 경우가 있으세요?
P.	Нет. 아니요.
P.	У меня нет никаких затруднений во второй половине менструального цикла. 생리 주기 후반에 별 다른 이상이 없습니다.

연습 문제 2

예시를 참고하여 러시아어 표현을 완성해 보세요.
Прочитайте пример и составьте соответствующие выражения на русском языке.

예시 임신하시면 안 됩니다. → Вам противопоказано беременеть.

1. 흡연하시면 안 됩니다. → ______________________
2. 음주하시면 안 됩니다. → ______________________
3. 무리하시면 안 됩니다. → ______________________
4. 과식하시면 안 됩니다. → ______________________
5. 다이어트하시면 안 됩니다. → ______________________

유용한 표현

의료진이 자주 사용하는 표현
Выражения, часто употребляемые медиками

질 분비물이 있으신가요?	У вас есть выделения из половых путей?
질 분비물의 양이 많으신가요? (고름이 섞인 분비물, 피가 섞인, 불쾌한 냄새가 나나요?)	Выделения обильные (гнойные, с примесью крови, с неприятным запахом)?
냉대하증이 심하신가요?	Вас часто беспокоят выделения белей?
성교 시 피가 비치나요?	У вас бывают кровянистые выделения при половом акте?
폐경이 언제 시작되었나요?	В каком возрасте наступила менопауза?
초경을 언제 하셨지요?	В каком возрасте появилась первая менструация?
생리가 정상적으로 자리잡는 데 얼마나 걸리셨나요?	Через какой промежуток времени установилась менструация?
생리 초반에 심한 통증이 있나요?	Не бывает ли сильных болей в первые дни менструации?
성생활을 시작한 (낙태 수술, 출산) 후 생리에 변화가 있었나요?	Изменились ли менструации после начала половой жизни (абортов, родов)?
생리량이 많나요? (적나요? 생리통이 있나요?)	У вас обильные (скудные, болезненные) менструации?
생리대를 하루에 몇 개나 사용하십니까?	Сколько гигиенических прокладок требуется каждый день?
생리가 시작되려면 며칠 남았나요?	Через сколько дней менструации?
생리가 규칙적(불규칙적)인가요?	Менструации регулярные (нерегулярные)?
마지막으로 정상적인 생리가 있었던 때는 언제인가요?	Когда была последняя нормальная менструация?
생리를 며칠 하시나요?	Какова продолжительность менструаций?
생리 주기가 어떻게 되나요?	Какой у вас менструальный цикл?

생리가 이상해졌다고 느낀 적이 있나요?	Замечали ли вы какие-нибудь отклонения от нормы?
생리 주기가 불규칙해졌나요? (정상으로 돌아왔나요?)	Менструальный цикл нарушен (восстановился)?
생리 전에 가슴이 커지나요? (짜증이 늘거나 눈물이 많아지나요?)	У вас перед менструацией бывает нагрубание молочных желез (повышенная раздражительность, плаксивость)?
생리하실 때 아랫배에 경련성 복통이 있나요? 생리하실 때 허리가 아픈가요?	Сопровождаются ли менструации схваткообразными болями в низу живота (болями в области поясницы)
생리혈의 색은 어떤가요?	Какого цвета менструальные выделения?
어두운 붉은색인가요? 밝은 빨간색인가요?	Темно-красного или ярко-красного?
피 덩어리가 보이시나요?	В менструальных выделениях есть сгустки крови?
생리 사이에 출혈이 있으신가요?	У вас бывают кровотечения между менструациями?
임신 중이신가요?	Вы ждёте ребенка? (вы беременны)?
생리가 없는 지 얼마나 되셨나요?	Как давно у вас уже отсутствует менструация?
임신이 불가능합니다.	Наступление беременности невозможно.
임신 아니시지요?	Вы не беременны?
출산을 몇 번 하셨습니까?	Сколько раз вы рожали?
모든 아이가 만삭으로 태어났나요?	Все дети родились доношенными?
낙태 수술 받은 적이 있나요? 유산하신 적이 있나요?	У вас когда-нибудь были аборты? У вас когда-нибудь были выкидыши?
낙태 수술/유산을 몇 번 하셨나요?	Сколько абортов / выкидышей было у вас?
왜 낙태 수술을 받으셨나요? 유산의 원인은 무엇이었나요?	Чем был вызван аборт (выкидыш)?
임신 몇 주째에 유산하셨습니까?	На каком месяце беременности у вас произошёл выкидыш?
뜨거운 통목욕하시면 안됩니다.	Вам противопоказано принимать горячую ванну.

절대적인 안정을 취하셔야 합니다.	Вам нужен абсолютный покой.
절대적인 안정을 취하셔야 합니다.	Вам необходим строгий постельный режим.
피임을 하시지요?	Вы предохраняетесь от беременности?
어떤 피임법을 사용하십니까?	Какими противозачаточными средствами вы пользуетесь?
첫 (두 번째) 임신인가요?	Эта первая (вторая) беременность?
몇 살 때 성생활을 시작하셨나요?	В каком возрасте вы начали половую жизнь?
그 전 임신은 어떠셨는데요?	Как протекала предыдущая беременность?
임신을 하시면 절대 안 됩니다.	Вам противопоказано беременеть.
피임약을 드시거나 피임도구를 사용하세요.	Используйте противозачаточные средства.
임신이 아닙니다.	Установлено отсутствие беременности
가슴을 봐도 될까요?	Мне нужно осмотреть вашу грудь.
윗옷을 벗어주세요.	Разденьтесь, пожалуйста, до пояса.
생리전증후군	предменструальный синдром
감정 기복	перепады настроения
아랫배 통증/허벅지 통증	боли в нижней части живота / в бедрах
생리 주기 후반에 별 다른 이상이 없습니까?	У вас бывают какие-либо ухудшения состояния во второй половине менструального цикла?
아래쪽에 가렵거나 통증이 있으세요?	У вас бывает зуд / боли в вагинальной области (во влагалище)?
최근에 비정상적인 출혈이 있으셨나요?	У вас было в последнее время необычное кровотечение?

환자가 자주 사용하는 표현
Выражения, часто употребляемые пациентами

Я жду ребёнка (я беременна).	임신했습니다. 아이를 가졌습니다. (임신 중입니다.)
У меня уже давно нет менструации.	생리를 안 한 지 오래됐습니다.
Почему невозможно наступление беременности?	왜 임신이 불가능한가요?
У меня выделения из половых путей.	질 분비물이 있습니다.
Выделения обильные (гнойные, с примесью крови, с неприятным запахом)	질 분비물이 많습니다. (고름 같은 분비물, 피가 섞인 분비물, 불쾌한 냄새가 나는 분비물)
Меня часто беспокоят выделения белей.	냉이 많은 편입니다.
У меня бывают кровянистые выделения при половом акте.	성교 때 피가 보입니다.
В первые дни менструации бывают сильные боли.	생리 시작할 때 많이 아파요.
Менструации изменились после начала половой жизни (абортов, родов).	성생활을 시작(낙태 수술, 출산)한 후 생리가 예전과 같지 않습니다.
У меня обильные (скудные, болезненные) менструации.	생리량이 많습니다. (적습니다, 생리통이 있습니다.)
У меня перед менструацией бывает нагрубание молочных желез (повышенная раздражительность, плаксивость).	생리 전 가슴이 커집니다. (짜증이 많이 나는 편이고, 눈물이 많아집니다.)
Менструации сопровождаются схваткообразными болями внизу живота (болями в области поясницы).	생리 때 아랫배(허리)에 경련성 복통이 있습니다.
В менструальных выделениях есть сгустки крови.	피 덩어리가 보입니다.
У меня бывают кровотечения между менструациями.	생리 사이 출혈이 있을 때도 있습니다.
Я на третьем месяце беременности.	임신 12주째입니다.
Первая беременность закончилась выкидышем, вторая – нормальными родами.	첫 아이는 유산되었고, 두 번째는 자연 분만했습니다.

Беременность прошла без осложнений.	임신이 별 이상 없이 순조롭게 진행되었습니다.
Беременность и роды прошли без осложнений.	임신, 출산 별 이상 없이 순조롭게 진행되었습니다.
Я рожала два раза.	두 번 출산했습니다.
Все дети родились в срок (доношенными).	아이들 모두 예정일에 태어났습니다(만삭아입니다).
У меня не было абортов (выкидышей).	낙태 수술을 받은 적이 없습니다(유산한 적이 없습니다).
Я предохраняюсь от беременности.	피임을 합니다.
Это первая (вторая) беременность.	첫 (두 번째) 임신입니다.
Я три раза была беременна.	세 번 임신했었습니다.
Мне можно забеременеть?	아이를 가질 수 있나요?
У меня бывают перепады настроения перед менструацией.	생리 전 감정 기복이 큽니다.
У меня бывают головные боли и плаксивость в начале менструации.	생리 초반에 머리가 아프고 눈물이 많아집니다.
У меня бывают боли в нижней части живота в начале менструации.	생리 초반에 아랫배가 아픕니다.
У меня бывает зуд (боли) в вагинальной области.	질 부위가 가렵습니다(아픕니다).
У меня никогда не было венерических заболеваний.	성병에 감염된 적이 없습니다.

유익한 용어
Полезные термины

한국어 가나다순	
갱년기	климакс
갱년기 증후군	климактерический синдром
나팔관	маточная труба
낙태 수술	аборт
난소	яичник
난소암	рак яичника
난소의 비대	увеличение яичника
난자	яйцеклетка
냉, 질 분비물	выделения из половых путей
무월경	аменорея
무월경	отсутствие менструации
부속기염	аднексит
부인과	гинекология
생리	менструальное кровотечение
생리	менструация
생리 지연	задержка менструации
생리 주기	менструальный цикл
생리통	болезненные менструации
여성 난임	женское бесплодие
외음부	вульва
외음부 질염	вульвовагинит
임신	беременность
임신부	беременная

임신징후	признаки беременности
입덧	токсикоз беременных
자궁	матка
자궁경부	шейка матки
자궁경부 낭종	киста шейки матки
자궁부속기관	придатки матки
제왕절개(술)	кесарево сечение
질	влагалище
질염	кольпит
출산, 분만	роды
피임제 및 피임도구	противозачаточные средства

러시아어 알파벳순	
аборт	낙태 수술
аднексит	부속기염
аменорея	무월경
кесарево сечение	제왕절개(술)
менструальное кровотечение	생리
климактерический синдром	갱년기 증후군
климакс	갱년기
кольпит	질염
противозачаточные средства	피임제 및 피임도구
киста шейки матки	자궁경부 낭종
задержка менструации	생리 지연
роды	출산, 분만
женское бесплодие	여성 난임
гинекология	부인과
шейка матки	자궁경부
менструальный цикл	생리 주기
менструация	생리
яичник	난소
рак яичника	난소암
яйцеклетка	난자
болезненные менструации	생리통
беременная	임신부
беременность	임신
признаки беременности	임신징후
увеличение яичника	난소의 비대

отсутствие менструации	무월경
токсикоз беременных	입덧
выделения из половых путей	냉, 질 분비물
придатки матки	자궁부속기관
маточная труба	나팔관
матка	자궁
влагалище	질
вульва	외음부
вульвовагинит	외음부 질염

MEMO

9. 진단 및 처방 상황
Диагноз и назначение

유용한 표현

- **의료진이 자주 사용하는 표현**
  Выражения, часто употребляемые медиками

어떻게 하시면 아픕니까?	Что обычно вызывает боль?
무엇을 하고 나면 통증이 생기나요?	После чего возникает боль?
어떻게 아프신가요? 만성적인 통증? (발작성 통증, 심한 통증, 약한 통증, 급통, 둔통)	Какая у вас боль? Постоянная (приступообразная, сильная, слабая, острая, тупая)?
통증이 어디로 퍼지나요?	Куда отдает боль?
어느 쪽으로 통증이 퍼지나요? 위로, 팔(다리, 어깨)로 퍼지나요?	В какую сторону, вверх, в руку (ногу, плечо)?
통증 발작이 처음인가요?	Это первый приступ боли?
통증이 완화됐나요? (통증이 가시지 않아요)?	Боль прошла (не проходит)?
통증이 완화됐나요? (심해지나요?)	Боль стала меньше (больше)?
통증이 심해졌나요? (완화됐나요?)	Боль усилилась (уменьшилась)?
통증이 무엇 때문에 생긴다고 보시나요?	С чем вы связываете эти боли?
지금 어디가 아픈지 보여주세요.	Покажите мне, где вы чувствуете боль сейчас.
어느 자세로 있을 때 통증이 더 심해지나요?	В каком положении вы чувствуете боль сильнее?
통증이 갑자기 (서서히) 시작되었나요?	Боль началась внезапно (постепенно)?
어떻게 하면 통증이 가시나요?	Что облегчает боль?
안정을 취하면 통증이 가십니까? 약을 복용하면 통증이 가십니까? 특정음식을 먹으면 통증이 가십니까? 금식을 하면 통증이 가십니까?	Чем облегчается боль: покоем, лекарствами, особой пищей, голоданием?
... 하실 때 통증을 느끼시나요?	Чувствуете ли вы боль при ...?
질병으로 몸이 약해졌습니다.	Болезнь ослабила ваш организм.

~ 라고 추정됩니다.	Полагаю, что у вас...
상태가 악화되었습니다.	Течение болезни обострилось.
질환이 (비)전형적으로 진행되고 있습니다.	Болезнь имеет (не)типичное течение.
환자분은 얼마 전에 심각한 질병을 앓았습니다.	Вы недавно перенесли тяжелую болезнь.
이는 다른 질병의 증상입니다.	Это проявление другой болезни.
이 병은 보통 예후가 좋지 않습니다. (좋습니다.)	Исход этой болезни, как правило, неблагоприятный (благоприятный).
주로 아이들이 걸리는 병입니다.	Эта болезнь обычно поражает детей.
이는 난치병 (감염병, 유전병)입니다.	Это неизлечимая (заразная, наследственная) болезнь.
이 병의 원인은 밝혀지지 않았습니다.	Это заболевание неизвестной этиологии.
진행된 복막염입니다.	У вас перитонит в запущенной стадии.
이 진단은 확인되지 않았습니다.	Этот диагноз исключается.
제 진단은 급성 충수염입니다. (감돈 서혜부탈장, 천공성 위궤양).	Мой диагноз – острый аппендицит (ущемлённая паховая грыжа, прободная язва желудка).
진단은 환자의 정밀검사 결과에 근거해야 합니다.	Диагноз должен опираться на результаты полного обследования больного.
X-ray 검사 결과로 진단 내용이 완전히 확인되었습니다.	Диагноз был полностью подтвержден рентгенологическими исследованиями.
제 첫 진단이 옳다고 생각합니다.	Я настаиваю на своём первоначальном диагнозе.
병력과 통증의 특성을 고려했을 때 ....로 추정됩니다.	По анамнезу и характеру болей можно предположить...
논란의 여지가 있는 진단입니다.	Диагноз спорный.
천공성 위궤양이 의심됩니다.	Это похоже на прободную язву желудка.
이상한 증상은 없으세요? (~을 의심하게 하는 증상은 없으세요?)	У вас нет необычных (настораживающих) симптомов?
금요일에 다시 내원하실 때 금식하고 오세요.	Приходите снова в пятницу натощак.
이 약을 복용하시고 일주일 후에 다시 오세요.	Принимайте это лекарство и приходите через неделю.

내일 오시면 심전도 검사를 다시 한번 해볼게요.	Завтра мы снова сделаем повторную ЭКГ.
항생제를 처방해드리겠습니다.	Я выпишу вам антибиотики.
금연(금주)하셔야 합니다.	Вы должны отказаться от курения (выпивки).
정해진 식단대로 식사를 하셔야 합니다.	Вам надо придерживаться диеты.
2~3일 동안 침상안정을 취해야 합니다.	Вам нужно пару дней оставаться в постели.
3일간의 침상안정이 필요합니다.	Вам нужен на три дня постельный режим.
긁지 마세요.	Не чесать!
3일간 목욕을 하지 마세요.	Не ходите купаться три дня!
3일간 술과 커피를 마시면 안됩니다.	Три дня никакого алкоголя и кофе.
직사광선을 피하세요.	Избегайте прямых солнечных лучей.
약을 처방해드리겠습니다.	Я вам что-нибудь выпишу.
이 약을 매일 복용하세요.	Принимайте эти таблетки ежедневно.
이 병은 위험하지 않습니다.	Болезнь не опасна.
심각하지 않습니다.	Ничего серьезного.
걱정하지 마세요.	Не беспокойтесь.
재발할 수 있습니다.	Это может повториться снова.
환자분은 건강합니다.	Вы совершенно здоровы.

환자가 자주 사용하는 표현

Выражения, часто употребляемые пациентами

Какой диагноз?	진단이 무엇인가요?
Какой диагноз вы поставили (считаете правильным)?	선생님은 어떤 진단을 내렸습니까? (어떤 진단이 옳다고 보시나요?)
Вы можете мне предоставить врачебное свидетельство?	의사소견서를 발급해주실 수 있나요?
Вы не могли бы мне прописать что-нибудь от головной боли (боли в горле)?	두통(인후통)약을 처방해줄 수 있나요?
У меня постоянная боль.	만성통증입니다.
У меня сильная боль.	통증이 심합니다.
У меня острая боль.	극심한 통증입니다.
Это первый приступ боли.	발작성 통증은 처음입니다.
Боль отдает в руку.	통증이 팔로 퍼집니다.
Боль отдает в плечо.	통증이 어깨로 퍼집니다.
Боль прошла (не проходит).	통증이 사라졌습니다. (통증이 사라지지 않습니다).
Боль стала меньше (больше).	통증이 약해졌습니다. (심해졌습니다.)
Боль усилилась (уменьшилась)	통증이 심해졌습니다. (완화됐습니다.)
Боль облегчается покоем, лекарствами, особой пищей, голоданием.	안정, 약 복용, 특정음식섭취, 금식 후 통증이 가십니다.
Болезнь ослабила мой организм.	질병으로 몸이 약해졌습니다.
Что со мной?	제가 왜 이런 건가요?
Я совершенно здоров(-а)?	제가 완전히 건강해진 건가요?
Вы не могли бы мне выписать антибиотики?	항생제를 처방해줄 수 있나요?
Это повторится снова?	재발할 수도 있나요?
Я думаю, что снова смогу выйти на работу.	다시 출근할 수 있을 것 같습니다.
Течение болезни обострилось?	병이 심해졌나요?
Боль началась внезапно (постепенно).	통증이 갑자기 (서서히) 생겼습니다.
Сейчас я чувствую боль здесь.	지금 여기에 통증이 느껴집니다.

유익한 용어

Полезные термины

한국어 가나다순	
~병에 취약함	подверженность заболеванию
검사 방법	методы обследования больного
병 악화	обострение болезни
병, 질환	болезнь, заболевание
병력	история болезни
병의 시작	начало болезни
병의 예후	прогноз болезни
병의 완화 (관해)	ремиссия болезни
병의 재발	повторное заболевание
병의 진행	развитие болезни
수술 후 진단	послеоперационный диагноз
아프다, 병에 걸리다	заболеть
옳은 진단	правильный диагноз
원인을 알 수 없는 통증	боль неясного происхождения
유전병	наследственная болезнь
임상진단명	клинический диагноз
종합건강검진	общее обследование больного
주 진단명	основной диагноз
증상	симптомы болезни
증상의 발현	проявление болезни
증후군	синдром
진단명	диагноз
질병으로 인한 결과	последствия болезни

질병의 병리기전	патогенез болезни
질병이 진행된 상태, 병을 키운 상태	заболевание в запущенной стадии
질병 초기	заболевание в начальной стадии
질환	заболевание
통증	боль
통증으로 고통받다	мучиться от боли
통증의 성격	характер боли
통증의 정도	болезненность
투병하다	бороться с болезнью
환자의 상태	состояние больного

러시아어 알파벳순	
обострение болезни	병 악화
основной диагноз	주 진단명
мучиться от боли	통증으로 고통받다
характер боли	통증의 성격
клинический диагноз	임상진단명
последствия болезни	질병으로 인한 결과
правильный диагноз	옳은 진단
бороться с болезнью	투병하다
заболевание	질환
развитие болезни	병의 진행
диагноз	진단명
заболевание в запущенной стадии	질병이 진행된 상태, 병을 키운 상태
общее обследование больного	종합건강검진
наследственная болезнь	유전병
заболеть	아프다, 병에 걸리다
болезнь, заболевание	병, 질환
заболевание в начальной стадии	질병 초기
подверженность заболеванию	~병에 취약함
история болезни	병력
методы обследования больного	검사 방법
начало болезни	병의 시작
боль	통증
боль неясного происхождения	원인을 알 수 없는 통증
патогенез болезни	질병의 병리기전
прогноз болезни	병의 예후

послеоперационный диагноз	수술 후 진단
повторное заболевание	병의 재발
ремиссия болезни	병의 완화 (관해)
болезненность	통증의 정도
состояние больного	환자의 상태
проявление болезни	증상의 발현
симптомы болезни	증상
синдром	증후군

10. 응급실 상황
В отделении скорой помощи

통역하기

상황 1

아래 대화문을 보고 러시아어는 한국어로, 한국어는 러시아어로 통(번)역해 보세요.
Прочитайте диалог и переведите: с русского на корейский, а с корейского на русский.

D. 어떻게 오셨습니까?

P. Я упал(-а) и не могу пошевелить рукой.

D. X-ray를 찍어봐야 합니다.

D. 구부릴 수 있는 만큼 팔을 구부려보세요.

D. 외상을 입은 지 얼마나 지났나요?

P. С момента травмы прошло две недели.

D. 과거에 심하게 다친 적이 있었나요?

P. Нет. Раньше у меня не было серьёзных травм.

D. 어떻게 사고가 발생했는지 기억나십니까?

P.

Я упал(-а) с лестницы.

D.

다친 팔을 움직일 수 있었나요?

P.

Нет. Я не мог(ла) двигать рукой.

D.

3개월간 무리한 신체활동을 하면 안됩니다.

상황 1

자신의 통역을 확인해 보세요.

Проверьте свой перевод.

D. Что случилось?

어떻게 오셨습니까?

P. Я упал(-а) и не могу пошевелить рукой.

넘어졌는데 팔을 움직일 수가 없어요.

D. Нужно сделать рентген вашей руки.

X-ray를 찍어봐야 합니다.

P. Согните руку, насколько это возможно.

구부릴 수 있는 만큼 팔을 구부려보세요.

D. Сколько времени прошло с момента травмы?

외상을 입은 지 얼마나 지났나요?

D. С момента травмы прошло две недели.

2주일이 지났습니다.

P. Раньше у вас были серьёзные травмы?

과거에 심하게 다친 적이 있었나요?

D. Нет. Раньше у меня не было серьёзных травм.

아니요. 심하게 다친 적이 없습니다.

P. Вы помните, как произошла травма?

어떻게 사고가 발생했는지 기억나십니까?

P. Я упал(-а) с лестницы.

계단에서 넘어졌어요.

P. Вы могли сразу после травмы двигать повреждённой рукой?

다치고 나서 바로 팔을 움직일 수 있었나요?

P. Нет. Я не мог(ла) двигать рукой.

아니요. 팔을 움직일 수 없었어요.

P. Вам нельзя заниматься тяжёлым физическим трудом в течение трёх месяцев.

3개월간 무리한 신체활동을 하면 안됩니다.

연습 문제 1

예시를 참고하여 러시아어 표현을 완성해 보세요.

Прочитайте пример и составьте соответствующие выражения на русском языке.

예시 구부릴 수 있는 만큼 팔을 구부려보세요. (최대한 구부려보세요.)

→ Согните руку, насколько это возможно.

1. 숙일 수 있는 만큼 고개를 숙여보세요. (최대한 숙여보세요.)

→ ______________________________

2. 올릴 수 있는 만큼 팔을 올려보세요. (최대한 올려보세요.)

→ ______________________________

3. 펼 수 있는 만큼 다리를 펴보세요. (최대한 펴보세요.)

→ ______________________________

상황 2

아래 대화문을 보고 러시아어는 한국어로, 한국어는 러시아어로 통(번)역해 보세요.
Прочитайте диалог и переведите: с русского на корейский, а с корейского на русский.

D. 어떻게 다쳤습니까?

P. Я попал(-а) в аварию.

P. Вы потеряли сознание после удара головой (в момент получения травмы)?

P. Я потерял(-а) сознание после удара головой (в момент получения травмы).

D. 몇 분 동안 의식이 없었나요?

P. Потеря сознания длилась десять минут.

확인하기

상황 2

자신의 통역을 확인해 보세요.

Проверьте свой перевод.

D.	Как вы получили травму? 어떻게 다쳤습니까?
P.	Я попал(-а) в аварию. 사고를 당했습니다.
P.	Вы потеряли сознание после удара головой (в момент получения травмы)? (사고 당시) 머리를 부딪히면서 의식을 잃었나요?
P.	Я потерял(-а) сознание после удара головой (в момент получения травмы). (사고 당시) 머리를 부딪히면서 의식을 잃었습니다.
D.	Сколько времени длилась потеря сознания. 몇 분 동안 의식이 없었나요?
P.	Потеря сознания длилась десять минут. 10분간 의식이 없었대요.

기억해두세요! Запомните!

- 의식을 잃다. — Потерять сознание. Быть без сознания.
- 외상을 입다, 다치다. — Получить травму.

상황 3

아래 대화문을 보고 러시아어는 한국어로, 한국어는 러시아어로 통(번)역해 보세요.

Прочитайте диалог и переведите: с русского на корейский, а с корейского на русский.

P. Что со мной?

D. 심각하게 다쳤습니다.

D. 개방성 탈구입니다.

P. Что показывает снимок рентгена?

D. 고관절 후방 탈구입니다.

D. 정복은 즉시 마취하에 진행되어야 합니다.

D. 다친 다리에 무리하게 힘을 주지 마세요.

D. 목발을 짚으면서 조금씩 걸어 다니세요.

상황 3

자신의 통역을 확인해 보세요.
Проверьте свой перевод.

P. Что со мной?
제가 왜 이런 건가요?

D. Вы получили тяжёлую травму.
심각하게 다쳤습니다.

D. У вас открытый вывих.
개방성 탈구입니다.

P. Что показывает снимок рентгена?
X-ray 결과는요?

D. У вас задний вывих бедра
고관절 후방 탈구입니다.

D. Вправление должно быть произведено немедленно под наркозом.
정복은 신속하게 마취하에 진행되어야 합니다.

D. Не давайте полную нагрузку на больную ногу.
다친 다리에 무리하게 힘을 주지 마세요.

D. Начните немного ходить на костылях.
목발을 짚으면서 조금씩 걸어 다니세요.

연습 문제 2

예시를 참고하여 러시아어 표현을 완성해 보세요.

Прочитайте пример и составьте соответствующие выражения на русском языке.

예시 X-ray 결과는요? → Что показывает снимок рентгена? /Что на рентгене?

1. MRI 결과는요? → ____________________
2. 피검사 결과는요? → ____________________
3. 위내시경 결과는요? → ____________________

상황 4

아래 대화문을 보고 러시아어는 한국어로, 한국어는 러시아어로 통(번)역해 보세요.
Прочитайте диалог и переведите: с русского на корейский, а с корейского на русский.

D. 어디가 불편하십니까?

P. Я упал(-а) с лестницы.

D. 넘어지고 나서 토하거나 의식을 잃었나요?

P. Нет.

D. 어디에 부딪혔나요?

P. Я сломал(-а) руку.

D. 넘어질 때 손을 짚었나요?

P. Нет.

상황 4

자신의 통역을 확인해 보세요.

Проверьте свой перевод.

D. Что вас беспокоит?

어디가 불편하십니까?

P. Я упал(-а) с лестницы.

계단에서 넘어졌는데요.

D. У вас была рвота, потеря сознания сразу после падения?

넘어지고 나서 토하거나 의식을 잃었나요?

P. Нет.

아니요.

D. Обо что вы ударились?

어디에 부딪혔나요?

P. Я сломал(-а) руку.

팔이 부러졌습니다.

D. Вы упали на вытянутую руку?

넘어질 때 손을 짚었나요?

P. Нет.

아니요.

연습 문제 3

예시를 참고하여 러시아어 표현을 완성해 보세요.

Прочитайте пример и составьте соответствующие выражения на русском языке.

예시 Я сломал ногу. → У меня сломана нога. → У меня перелом ноги.

1. Я сломал руку. → ____________ → ____________
2. Я сломал палец. → ____________ → ____________
3. Я сломал позвоночник. → ____________ → ____________

유용한 표현

의료진이 자주 사용하는 표현

Выражения, часто употребляемые медиками

근육염좌입니다.	У вас растяжение мышц.
다리 X-ray를 찍어봐야 합니다.	Нужно сделать рентген вашей ноги.
X-ray 사진상에 ...가 보입니다.	Снимок рентгена показывает...
최대한 팔을 굽혀보세요.	Согните руку насколько это возможно.
무릎을 굽혀보세요.	Согните колено.
다리를 펴보세요.	Выпрямите ногу.
어떻게 [어떤 상황에서] 다쳤습니까?	При каких обстоятельствах произошла травма?
어떻게 다쳤습니까?	Как вы получили травму?
넘어지면서 손을 짚었나요?	Вы упали на вытянутую руку?
넘어졌나요? (부딪혔나요? 미끄러졌나요? 다리를 삐었어요?)	Вы упали (ударились, поскользнулись и подвернули ногу)?
어디서 응급처치를 받았어요?	Где была оказана первая помощь?
다치고 바로 진료를 받으셨나요?	Сразу обратились к врачу за медицинской помощью?
다친 지 얼마나 되셨나요?	Сколько времени прошло с момента травмы?
다친 즉시 다리를 디딜 수 있었나요?	Вы могли сразу после травмы наступать на поврежденную ногу?
넘어지고 나서 토하거나 의식을 잃으셨나요?	У вас была рвота, потеря сознания сразу после падения?
사고가 어떻게 일어났는지 기억하십니까?	Вы помните, как произошла травма?
의식을 잃어서 쓰러진 것인가요?	Вы упали, потому что потеряли сознание?
머리를 부딪히면서 의식을 잃은 건가요?	Вы потеряли сознание при ударе головой?
무슨 일이 일어났는지 기억나세요?	Вы помните всё, что с вами произошло?
다친 이후 소변을 봤나요?	Вы мочились после травмы?

다친 후 사물이 2개로 보이거나, 소리가 잘 안 들렸나요?	У вас было двоение в глазах, понижение слуха после травмы?
예전에 심각한 부상(골절)을 입은 적이 있으신가요?	Раньше у вас были серьезные травмы (переломы)?
머리 외상이나 뇌좌상이 있었나요?	У вас были ранения или контузии головного мозга?
넘어진 건가요? 아니면 부딪힌 건가요?	Вы упали или ударились?
탈구는 재발할 수 있습니다.	У вас может наступить повторный вывих.
3개월 간 무리한 신체활동을 하면 안됩니다.	Вам нельзя заниматься тяжёлым физическим трудом в течение трёх месяцев.
심각한 부상은 없습니다.	Серьезных повреждений нет.
피부 표면에만 손상이 있습니다.	Имеются только поверхностные повреждения.
능동적인 움직임이 불가능합니다. (크게 제한되어 있습니다).	Активные движения отсутствуют (сильно затруднены).
탈구된 것을 정복했습니다.	Вывих вправлен.
뼈 손상은 없습니다.	Костные повреждения отсутствуют.
화상으로 생긴 물집이 터졌습니다.	Ожоговый пузырь лопнул.
물집 안의 내용물이 흘러내렸습니다.	Содержимое пузыря излилось.
발목 골절은 없습니다.	У вас нет перелома лодыжек.
인대만 늘어났습니다.	Вы только растянули связки.
어깨골절입니다. (대퇴골 골절입니다, 아래팔 골절입니다. 변위 골절입니다.)	У вас перелом плеча (бедра, предплечья) со смещением (без смещения).
두개골손상이 없습니다.	Повреждения костей черепа нет.
고관절 후방 탈구입니다.	У вас задний вывих бедра.
탈구 정복수술은 마취하고 해야 합니다.	Вправление должно быть произведено под наркозом.
목발을 사용하십니까?	Вы пользуетесь костылями?
목발을 짚으면서 조금씩 걸어 다니세요.	Начините немного ходить на костылях
다친 다리에 무리하게 힘을 주지 마세요.	Не давайте полную нагрузку на больную ногу.

다친 다리에 체중을 실어 걸으세요.	Ходите с полной нагрузкой на больную ногу.
다치지 않은 다리에 힘을 주세요.	Старайтесь опираться на здоровую ногу.
다리(팔)로 운동을 하세요.	Делайте гимнастику для ног(рук).
다친 다리(팔)에 마사지를 하세요.	Делайте массаж больной ноги (руки).
가볍게 발가락(손가락) 운동을 하세요.	Делайте лёгкие упражнения для пальцев ног (рук).
어디에 부딪혔나요?	Обо что вы ударились?
개방성 탈구입니다.	У вас открытый вывих.
중상(산업재해)를 입은 적이 있습니까?	Вы получили тяжёлую (производственную) травму?
이렇게 되신 지 얼마나 됐나요?	Как долго вы себя так чувствуете?
이런 적이 처음이신가요?	Это у вас в первый раз?
다른 약을 복용하고 있으신가요?	Вы принимаете какие-либо другие лекарства?
알레르기가 있으신가요?	У вас есть аллергия на что-нибудь?

환자가 자주 사용하는 표현
Выражения, часто употребляемые пациентами

Я упал(-а)	넘어졌습니다.
Я упал(-а) и не могу больше пошевелить рукой.	넘어졌는데 팔을 움직일 수 없습니다.
Я поранился.	다쳤습니다.
У меня затруднения при ходьбе.	걷기가 힘듭니다.
Я повредил(-а) колено.	무릎을 다쳤습니다.
Я сломал (-а).... – ногу, – руку, – палец (руки) – палец (ноги).	- 다리가, - 팔이, - 손가락이, - 발가락이 부러졌습니다.
Мне кажется, я вывихнул(а) правую лодыжку.	오른쪽 발목을 삔 것 같아요.
Меня ужалили (укусили).	[벌레에] 쏘였습니다. (물렸습니다)
Я порезал(-а) палец.	손가락을 베였습니다.
У меня растяжение мышц.	근육 염좌가 생긴 것 같습니다.
Я обжег (обожгла) руку.	팔을 데었습니다.
Я упал(-а) с лестницы.	계단에서 넘어졌습니다.
Я попал(-а) в аварию.	사고를 당했습니다.
Меня сбила машина.	차에 치였습니다.
Я потерял(-а) сознание при ударе головой (в момент получения травмы).	(사고 당시) 머리를 부딪히면서 의식을 잃었습니다.
Мой ребенок обжег ладонь утюгом.	제 아이가 다리미에 손바닥을 데었습니다.
Моя дочь случайно поранила руку.	딸이 실수로 손을 다쳤습니다.
С момента травмы прошло две недели	다친 지 2주가 지났습니다.
Я не помню, как произошла травма.	어떻게 다쳤는지 기억이 나지 않습니다.
Я потерял сознание на десять минут.	10분간 의식이 없었대요.
Я помню всё, что со мной произошло.	어떻게 다쳤는지 다 기억합니다.
Раньше у меня не было серьёзных травм.	이전에 크게 다친 적은 없습니다.
Я ударился(-ась) головой (рукой, спиной).	머리(팔, 등)를 부딪혔습니다.
Я пользуюсь костылями.	목발을 사용합니다.

... травмирован(-а)	...를 다쳤습니다.
Мой муж / моя жена	제 남편(이)/제 아내(가)
Мой сын / моя дочь	제 아들(이)/제 딸(이)
Мой ребёнок / мой друг	제 아이(가)/제 친구(가)
Он / она	그 남자(가)/그 여자(가)
Без сознания	의식이 없습니다.
Истекает кровью.	피를 흘립니다.
(тяжело) ранен(-а)	(심하게) 다쳤습니다.
У меня мозоль.	굳은살/물집이 생겼습니다.
У меня фурункул.	종기가 생겼습니다.
У меня ушиб.	타박상을 입었습니다.
У меня ожог.	화상을 입었습니다.
У меня резаная рана.	베인 상처가 있습니다.
У меня ссадина.	찰과상을 입었습니다.
У меня укус насекомого.	벌레에 물렸습니다.
У меня сыпь.	발진이 생겼습니다.
У меня растяжение мышцы.	근육 염좌가 생겼습니다.
У меня опухоль.	혹이 생겼습니다.
У меня болит голова.	머리가 아픕니다.

유익한 용어

Полезные термины

한국어 가나다순	
(청진기에 들리는 호흡기의) 수포음(水泡音)	хрипы
[벌레, 동물] 무는 것, 물리는 것, 쏘는 것	укус
갈비뼈 골절	перелом ребра
갈비뼈 손상	повреждение ребра
개방성 골절	открытый перелом
개방성 손상	открытое повреждение
견인 치료	вытяжение
경련	судороги
골반뼈 손상	повреждение костей таза
골절	перелом
근육 염좌	растяжение мышцы
기침	кашель
깁스	гипсовая повязка
다발성 외상	множественное ранение
동상	обморожение
두부외상	черепно-мозговая травма
말초신경 손상	повреждение периферических нервов
멍	кровоподтёк
무릎관절 손상	повреждение коленного сустава
발목관절 손상	повреждение голеностопного сустава
발 부상	повреждение стопы
발열, 고열	жар, повышенная температура
보조기	протез

보조기를 착용하다	протезирование
복부 부상	ранение в живот
부목을 대는 것	наложение шины
부상	ранение
부상을 입다. 다치다.	получить рану
상처	рана
손상	повреждение
식욕 부진	потеря аппетита
심장발작	сердечный приступ
심장질환	заболевание (болезнь) сердца
아래팔 손상	повреждение предплечья
어깨 손상	повреждение плеча
어지럼증	головокружение
염좌	растяжение
염증	воспаление
오한	озноб
외상, 부상	травма
외상학	травматология
인대 염좌	растяжение связки
종아리 손상	повреждение голени
중독	отравление
척주 손상	повреждение позвоночника
총상	огнестрельное ранение
출혈	кровотечение
코감기	насморк
타격	удар

타박상	ушиб
탈구	вывих
탈구 정복	вправление вывиха
탈장	грыжа
파열	разрыв
팔 부상	повреждение руки
편도염	тонзиллит
폐렴	пневмония, воспаление лёгких
폐쇄성 골절	закрытый перелом
폐쇄성 탈구	закрытый вывих
폐쇄성 손상	закрытое повреждение
하지 손상	повреждение нижней конечности
호흡곤란	одышка
혹, 종양	опухоль
화상	ожог
흉부 손상	повреждение грудной клетки
힘줄 염좌	растяжение сухожилия

러시아어 알파벳순	
повреждение руки	팔 부상
получить рану	부상을 입다. 다치다.
укус	[벌레, 동물] 무는 것, 물리는 것, 쏘는 것
удар	타격
кровоподтёк	멍
ожог	화상
повреждение грудной клетки	흉부 손상
закрытый вывих	폐쇄성 탈구
закрытый перелом	폐쇄성 골절
закрытое повреждение	폐쇄성 손상
черепно-мозговая травма	두부외상
повреждение	손상
повреждение голеностопного сустава	발목관절 손상
повреждение стопы	발 부상
повреждение коленного сустава	무릎관절 손상
повреждение периферических нервов	말초신경 손상
вывих	탈구
вправление вывиха	탈구 정복
повреждение предплечья	아래팔 손상
обморожение	동상
перелом	골절
ушиб	타박상
огнестрельное ранение	총상
наложение шины	부목을 대는 것
повреждение нижней конечности	하지 손상

множественное ранение	다발성 외상
растяжение мышцы	근육 염좌
открытый перелом	개방성 골절
открытое повреждение	개방성 손상
повреждение плеча	어깨 손상
повреждение костей таза	골반뼈 손상
гипсовая повязка	깁스
протез	보조기
протезирование	보조기를 착용하다
перелом ребра	갈비뼈 골절
повреждение ребра	갈비뼈 손상
разрыв	파열
вытяжение	견인 치료
повреждение голени	종아리 손상
повреждение позвоночника	척주 손상
растяжение связки	인대 염좌
ранение в живот	복부 부상
растяжение сухожилия	힘줄 염좌
растяжение	염좌
травма	외상, 부상
травматология	외상학
рана	상처
ранение	부상
кровотечение	출혈
ожог	화상
насморк	코감기

кашель	기침
одышка	호흡곤란
головокружение	어지럼증
жар, повышенная температура	발열, 고열
сердечный приступ	심장발작
заболевание (болезнь) сердца	심장질환
грыжа	탈장
воспаление	염증
потеря аппетита	식욕 부진
пневмония, воспаление лёгких	폐렴
отравление	중독
хрипы	(청진기에 들리는 호흡기의) 수포음(水泡音)
озноб	오한
судороги	경련
тонзиллит	편도염
опухоль	혹, 종양

MEMO

11. 약국 상황

В аптеке

통역하기

상황 1

아래 대화문을 보고 러시아어는 한국어로, 한국어는 러시아어로 통(번)역해 보세요.

Прочитайте диалог и переведите: с русского на корейский, а с корейского на русский.

M. 무엇을 도와드릴까요?

P. Я бы хотел(-а) купить лекарство от морской болезни.

M. 이 약은 부작용이 없습니다.

P. Как скоро подействует лекарство?

M. 이 약은 효과가 특히 빠릅니다.

M. 4시간 마다 한 캡슐(알)씩 드세요.

P. Имеются ли какие-нибудь побочные эффекты?

M. 없습니다.

M. 더 필요하신 것 있으세요?

P. Я плохо сплю.

P. У вас есть что-нибудь от бессонницы?

M. 네. 밤에 (취침 전에) 한 알씩 복용하세요.

M. 씹지 마시고 통째로 삼키세요.

P. Это лекарство можно принимать беременным?

M. 네.

P. Я принимаю сердечно-сосудистые средства. Можно мне одновременно принимать это лекарство?

M. 네.

M. 유효기간을 잘 보시고 드세요.

P. У меня аллергия на аспирин.

P. Это лекарство содержит аспирин?

M.

없습니다.

확인 하기

상황 1

자신의 통역을 확인해 보세요.

Проверьте свой перевод.

M. Что вы желаете?
무엇을 도와드릴까요?

P. Я бы хотел(-а) купить лекарство от морской болезни.
뱃멀미약을 주세요.

M. Это лекарство хорошо переносится.
이 약은 부작용이 없습니다.

P. Как скоро подействует лекарство?
약효과가 얼마나 빨리 나타나나요?

M. Это лекарство действует особенно быстро.
이 약은 효과가 특히 빠릅니다.

M. Принимайте каждые четыре часа по одной капсуле (таблетке).
4시간 마다 한 캡슐(알)씩 드세요.

P. Имеются ли какие-нибудь побочные эффекты?
다른 부작용이 있습니까?

M. Нет.
없습니다.

M. Желаете ещё что-нибудь?
더 필요하신 것 있으세요?

P. Я плохо сплю.
잠을 잘 못 잡니다.

P. У вас есть что-нибудь от бессонницы?

불면증에 좋은 약이 있나요?

M. Да. Принимайте по одной таблетке на ночь (перед сном).

네. 밤에(취침 전에) 한 알씩 복용하세요.

M. Это лекарство не жуйте, а проглотите целиком.

씹지 마시고 통째로 삼키세요.

P. Это лекарство можно принимать беременным?

임신부가 먹어도 되지요?

P. Да.

네.

M. Я принимаю сердечно-сосудистые средства. Можно мне одновременно принимать это лекарство?

심혈관제를 복용 중인데 같이 복용해도 될까요?

P. Да.

네.

P. Обратите внимание на срок годности на упаковке.

유효기간을 잘 보시고 드세요.

M. У меня аллергия на аспирин.

아스피린 알레르기가 있습니다.

P. Это лекарство содержит аспирин?

이 약에 아스피린 성분이 있나요?

M. Нет.

없습니다.

기억해두세요! Запомните!

- Это лекарство хорошо переносится.는 약의 효과가 좋다는 뜻이 아니라, 약을 복용한 후에 부작용이 나타나지 않는다는 뜻으로 사용됩니다.

상황 2

아래 대화문을 보고 러시아어는 한국어로, 한국어는 러시아어로 통(번)역해 보세요.

Прочитайте диалог и переведите: с русского на корейский, а с корейского на русский.

P. Мне нужно это лекарство.

M. 이 약은 주문해야 합니다.

P. Вы можете это заказать на завтра?

M. 네.

P. Когда я могу это забрать?

M. 내일 12시에 오세요.

M. 이 약은 효과가 특히 빨리 나타납니다.

P. Можно мне маленькую (меньшую) большую (большую) упаковку?

M. 네.

P. Сколько стоит всё это вместе?

상황 2

자신의 통역을 확인해 보세요.

Проверьте свой перевод.

P. Мне нужно это лекарство.
이 약이 필요합니다.

M. Мы должны это заказать.
이 약은 주문해야 합니다.

P. Вы можете это заказать на завтра?
내일까지 구해줄 수 있을까요?

M. Да.
네.

P. Когда я могу это забрать?
언제 받아가도 될까요?

M. Приходите завтра в двенадцать часов.
내일 12시에 오세요.

M. Это лекарство действует особенно быстро.
이 약은 효과가 특히 빨리 나타납니다.

P. Можно мне маленькую (меньшую) большую (большую) упаковку?
작은 (조금 작은)/큰 (조금 큰) 통을 주시겠습니까?

M. Да.
네.

P. Сколько стоит всё это вместе?w
다해서 얼마인가요?

연습 문제 1

예시를 참고하여 러시아어 표현을 완성해 보세요.

Прочитайте пример и составьте соответствующие выражения на русском языке.

예시 이 약은 효과가 특히 빨리 나타납니다.

→ Это лекарство действует особенно быстро.

→ У этого лекарства особенно быстро проявляется эффект.

→ У этого лекарства особенно быстрый эффект.

1. 이 약은 효과가 특히 늦게 나타납니다.

→ ______

→ ______

→ ______

2. 이 치료법은 효과가 특히 빨리 나타납니다.

→ ______

→ ______

→ ______

3. 이 치료법은 효과가 특히 늦게 나타납니다.

→ ______

→ ______

→ ______

상황 3

아래 대화문을 보고 러시아어는 한국어로, 한국어는 러시아어로 통(번)역해 보세요.
Прочитайте диалог и переведите: с русского на корейский, а с корейского на русский.

M. 무엇을 도와드릴까요?

P. Вы не могли бы мне дать мазь от зуда?

P. Да, конечно.

M. 이 연고를 아침과 저녁으로 바르세요.

P. Большое спасибо.

P. Дайте мне, пожалуйста, лекарство от тошноты.

M. 이 약을 하루 세 번 식후에 복용하세요.

P. Большое спасибо.

상황 3

자신의 통역을 확인해 보세요.
Проверьте свой перевод.

M. Что вы желаете?
무엇을 도와드릴까요?

P. Вы не могли бы мне дать мазь от зуда?
가려운 데에 바르는 연고를 주시겠어요?

P. Да, конечно.
네, 물론이죠.

M. Мажьтесь этой мазью утром и вечером.
이 연고를 아침과 저녁으로 바르세요.

P. Большое спасибо.
대단히 감사합니다.

P. Дайте мне, пожалуйста, лекарство от тошноты.
메스꺼울 때 먹는 약을 주세요.

M. Принимайте лекарство три раза в день после еды.
이 약을 하루 세 번 식후에 복용하세요.

P. Большое спасибо.
대단히 감사합니다.

연습 문제 2

예시를 참고하여 러시아어 표현을 완성해 보세요.

Прочитайте пример и составьте соответствующие выражения на русском языке.

예시 лекарство от головной боли → 두통약 → 머리가 아플 때 먹는 약

1. лекарство от изжоги → ____________ → ____________
2. лекарство от изжоги → ____________ → ____________
3. лекарство от несварения → ____________ → ____________
4. лекарство от поноса → ____________ → ____________
5. лекарство от давления → ____________ → ____________

유용한 표현

의료진이 자주 사용하는 표현
Выражения, часто употребляемые медиками

이 약은 부작용이 없습니다.	Это лекарство хорошо переносится.
이 약은 효과가 특히 빠릅니다.	Это лекарство действует особенно быстро.
시간마다 한 알씩(한 티스푼씩) 복용하세요.	Каждые четыре часа по одной таблетке (чайной ложке).
(취침 전) 밤에 알약 하나를 복용하세요.	Принимайте по одной таблетке на ночь (перед сном).
매일 취침 전에 물약 복용하는 것을 잊지 마세요.	Не забывайте принимать эти капли каждый день перед сном.
아침 저녁으로 연고를 바르세요.	Наносите эту мазь утром и вечером.
이 약을 ...일 연달아 드세요.	Принимайте это лекарство ...дней подряд.
통증이 지속된다면 (통증이 가라앉지 않는다면) 병원에 가세요.	При длительной боли (если боль не прекратится), обращайтесь в больницу.
씹어 드세요.	Разжевать перед употреблением.
씹지 마시고 통째로 삼키세요.	Проглотить целиком.
공복에 복용하세요.	Принимать натощак.
식전에 약을 복용하세요.	Принимайте это лекарство каждый раз перед едой.
식사하시면서 약을 복용하세요.	Принимайте их во время еды.
1일 식후 3회 복용하세요.	Принимайте лекарство три раза в день после еды.

환자가 자주 사용하는 표현

Выражения, часто употребляемые пациентами

Я бы хотел(-а) купить лекарство от морской болезни.	뱃멀미약을 주세요.
Я не могу спать.	잠을 못 자요.
Я плохо сплю.	잠을 잘 못 잡니다.
У вас есть что-нибудь от бессонницы?	불면증약이 있나요?
Можно мне маленькую (меньшую) большую (большую) упаковку?	작은 (조금 작은)/큰 (조금 큰) 것으로 주시겠어요?
Дайте мне, пожалуйста, лекарство от ...	... 약을 주시겠어요?
У вас есть большие пластыри?	큰밴드가 있나요?
Могу я подождать?	기다려도 될까요?
Вы можете это заказать на завтра?	내일까지 구해줄 수 있을까요?
Когда я могу это забрать?	언제 가져갈 수 있을까요?
Я принимаю сердечно-сосудистые средства. Можно мне одновременно принимать это лекарство?	심혈관제를 복용하고 있습니다. 이 약이랑 같이 먹어도 되나요?
У меня аллергия на аспирин.	아스피린 알레르기가 있습니다.
Это лекарство содержит аспирин?	이 약에 아스피린 성분이 있나요?
Имеются ли какие-нибудь побочные действия?	부작용이 있을까요?
Это лекарство можно принимать беременным?	임신부도 이 약을 먹어도 됩니까?
Как скоро подействует лекарство?	약 효과가 얼마나 빨리 나타나나요?

유익한 용어
Полезные термины

한국어 가나다순	
...에 알레르기가 있다.	иметь аллергию на что-либо
(약을) 복용하다. 약을 먹다.	принимать (лекарство)
(입에서) 녹이다	растворять (во рту)
공복	натощак
금기 (사용 금지 사유)	медицинское противопоказание
뱃멀미	морская болезнь
부작용	побочные действия
불면증	бессонница
식사 중에 (식사와 함께)	во время еды
아스피린	аспирин
약국	аптека
약제조	приготовление препарата
음식, 음식 섭취	еда, приём пищи
의약품, 약제, 약물, 약	медикамент, препарат, средство, лекарство
임신부	беременная
통째로 삼키다	проглотить целиком
포장, 상자	упаковка

러시아어 알파벳순	
аспирин	아스피린
приготовление препарата	약제조
во время еды	식사 중에 (식사와 함께)
иметь аллергию на что-либо	...에 알레르기가 있다.
принимать (лекарство)	(약을) 복용하다. 약을 먹다.
бессонница	불면증
аптека	약국
еда, приём пищи	음식, 음식 섭취
медикамент, препарат, средство, лекарство	의약품, 약제, 약물, 약
медицинское противопоказание	금기 (사용 금지 사유)
морская болезнь	뱃멀미
натощак	공복
упаковка	포장, 상자
беременная	임신부
растворять (во рту)	(입에서) 녹이다
побочные действия	부작용
проглотить целиком	통째로 삼키다

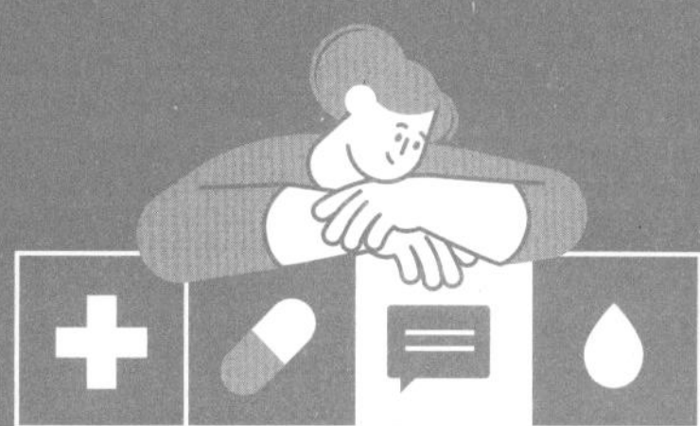

연습 문제 답안

1. 진료 예약 Запись на приём к врачу

연습 문제 1

1. 치과 예약하다 → записаться к стоматологу → записаться на приём к стоматологу
2. 안과 예약하다 → записаться к офтальмологу → записаться на приём к офтальмологу
3. 부인과 예약하다 → записаться к гинекологу → записаться на приём к гинекологу
4. 외과 예약하다 → записаться к хирургу → записаться на приём к хирургу
5. 신경내과 예약하다 → записаться к невропатологу (неврологу)
   → записаться на приём к невропатологу (неврологу)

연습 문제 2

1. 이 신청서를 작성해주세요. → (заявка) заполните эту заявку
2. 이 문진표를 작성해주세요. → (анкета) заполните эту анкету
3. 이 서류를 작성해주세요. → (документ) заполните этот документ

2. 진료비 수납 Оплата за приём врача

연습 문제 1

1. 오전 9시 25분 → двадцать пять минут десятого утра
   девять двадцать пять утра
2. 오전 9시 45분 → без пятнадцати десять утра
   сорок пять минут десятого утра
   девять сорок пять утра
3. 오후 5시 30분 → половина шестого вечера
   пять тридцать вечера
   семнадцать тридцать
4. 오후 10시 15분 → четверть одиннадцатого вечера
   пятнадцать минут одиннадцатого вечера
   десять пятнадцать вечера
   двадцать два пятнадцать
5. 정오/자정 → полдень/полночь

연습 문제 2

1. Сколько стоит (입원)? → сколько стоит госпитализация (стационарное лечение)?
2. Сколько стоит (수술)? → сколько стоит операция (хирургическое лечение)?
3. Сколько стоит (검사)? → сколько стоит обследование (стоят анализы)?

1. 내과 진료 Приём терапевта

연습 문제 1

1. 신장병이 있나요? → Вы страдаете заболеваниями почек?
2. 당뇨병이 있나요? → Вы страдаете сахарным диабетом?
3. 고혈압이 있나요? → Вы страдаете гипертонией?
4. 갑상선 질환이 있나요? → Вы страдаете заболеваниями щитовидной железы?
5. 간 질환이 있나요? → Вы страдаете заболеваниями печени?

2. 외과 진료 Приём хирурга

연습 문제 1

1. 치료를 시작한 지 얼마나 되었나요?
   → Сколько времени прошло после начала лечения?
   Как давно начато лечение?

2. 약을 복용하기 시작한 지 얼마나 되었나요?
   → Сколько времени прошло после начала приёма лекарства?
   Как давно принимаете лекарство?

3. 치아 임플란트를 하신 지 얼마나 되었나요?
   → Сколько времени прошло после установления зубных имплантов?
   Как давно установлены зубные импланты?

4. MRI 검사를 하신 지 얼마나 되었나요?
   → Сколько времени прошло после МРТ?
   Как давно проходили МРТ?

5. 담배를 끊으신 지 얼마나 되었나요?
   → Сколько времени прошло после того, как бросили курить?
   Как давно бросили курить?

연습 문제 2

1. 팔을 구부려보세요. → Согните руку.
2. 팔을 펴보세요. → Разогните руку.
3. 손가락을 구부려보세요. → Согните палец (пальцы).
4. 손가락을 펴보세요. → Разогните палец (пальцы).
5. 다리를 구부려보세요. → Согните ногу.
6. 다리를 펴보세요. → Разогните ногу.

연습 문제 1

1. 지성 피부 жирная кожа → 지성 피부의 정도 жирность кожи
2. 민감성 피부 чувствительная кожа → 피부의 민감도 чувствительность кожи
3. 거친 피부 грубая кожа → 거친 피부의 정도 грубость кожи
4. 피부 부종 отёк кожи → 피부 부종의 정도 отёчность кожи

연습 문제 2

1. жжение → жжёт
2. высыпание → высыпает
3. боль → болит
4. напряжение → напрягается
5. приём → принимает

4. 신경내과 진료 Приём невропатолога

연습 문제 1

1. 치통이 자주 있습니까? → У вас частые зубные боли?
   이가 자주 아픕니까? → У вас часто болят зубы?
2. 흉통이 자주 있습니까? → У вас частые боли в груди?
   가슴이 자주 아픕니까? → У вас часто болит грудь?
3. 복통이 자주 있습니까? → У вас частые боли в животе?
   배가 자주 아픕니까? → У вас часто болит живот?

연습 문제 2

1. 홍역을 앓은 적이 있었나요? → У вас была корь?
2. 수술을 받은 적이 있었나요? → У вас была операция?
3. MRI 검사를 받은 적이 있었나요? → У вас было МРТ?

연습 문제 3

1. 평소에 어지러우십니까? → Бывает ли у вас головокружение?
2. 평소에 숨이 찹니까? → Бывает ли у вас одышка?
3. 평소에 몸이 붓습니까? → Бывают ли у вас отёки?

5. 치과 진료 Приём стоматолога

연습 문제 1

1. … 시간 동안 움직이시면 안 됩니다. → Вам нельзя двигаться … часа(ов).
   … 시간 뒤 움직이시면 됩니다. → Вам можно двигаться через … часа(ов).
2. … 시간 동안 물을 마시면 안 됩니다. → Вам нельзя дышать … часа(ов).
   … 시간 뒤 숨을 쉬면 됩니다. → Вам можно дышать через … часа(ов).
3. … 일 동안 세안을 하시면 안 됩니다. → Вам нельзя умываться … дня(ей).
   … 일 뒤 세안을 하시면 됩니다. → Вам можно умываться через … дня(ей).

연습 문제 2

1. 복부초음파 검사를 받으신 지 얼마 되셨어요?
   → Когда вы проходили последний раз УЗИ живота?
2. 2년 전에 복부초음파 검사를 받았습니다.
   → Последний раз я проходил(а) УЗИ два года назад.
3. 항암치료를 받으신 지 얼마 되셨어요?
   → Когда вы проходили последний раз онкологическое лечение?
4. 6개월 전에 항암치료를 받았습니다.
   → Последний раз я проходила онкологическое лечение полгода назад.
5. 간암 판정을 받으신 지 얼마 되셨어요.
   → Когда вам поставили диагноз рака печени?
6. 3개월 전에 간암 판정을 받았습니다.
   → Диагноз рака печени мне поставили три месяца назад.

6. 안과 진료 Приём офтальмолога

연습 문제 1

1. 근거리용 안경을 처방해 드리겠습니다.
   → Я вам выпишу рецепт на очки для близи.
2. 소프트렌즈를 처방해 드리겠습니다.
   → Я вам выпишу рецепт на мягкие контактные линзы.
3. 하드렌즈를 처방해 드리겠습니다.
   → Я вам выпишу рецепт на жёсткие контактные линзы

연습 문제 2

1. 한쪽 다리가 다른 쪽 다리에 비해 길다는 것을 알고 있으셨나요?
   → Вы когда-нибудь замечали, что у вас одна нога длиннее другой?
2. 한쪽 눈이 다른 쪽 눈에 비해 작다는 것을 알고 있으셨나요?
   → Вы когда-нибудь замечали, что у вас один глаз меньше другого?
3. 한쪽 귀가 다른 쪽 귀에 비해 크다는 것을 알고 있으셨나요?
   → Вы когда-нибудь замечали, что у вас одно ухо больше другого?

연습 문제 3

1. 보청기를 사용하시나요? → Вы пользуетесь слуховым аппаратом?
2. 틀니를 사용하시나요? → Вы пользуетесь зубными протезами?
3. 휠체어를 사용하시나요? → Вы пользуетесь креслом-коляской?
4. 지팡이를 사용하시나요? → Вы пользуетесь тростью (палочкой, ходунками)?
5. 복대를 착용하시나요? → Вы пользуетесь бандажём?

연습 문제 1

1. 요실금이 있어요. → Я страдаю недержанием мочи. У меня недержание мочи.
2. 거식증이 있어요. → Я страдаю анорексией. У меня анорексия.
3. 폭식증이 있어요. → Я страдаю булимией. У меня булимия.
4. 담낭염이 있어요. → Я страдаю холециститом. У меня холецистит.
5. 췌장염이 있어요. → Я страдаю панкреатитом. У меня панкреатит.

연습 문제 2

1. 열이 있는 느낌이 드세요? → Вы чувствуете температуру?
2. 차가운 느낌이 드세요? → Вы чувствуете холод?
3. 팔의 힘이 빠지는 느낌이 드세요? → Вы чувствуете слабость рук?

8. 부인과 진료 Приём гинеколога

연습 문제 1

1. Заразиться гриппом. → 독감기에 걸리다.
2. Заболеть гриппом. → 독감기를 앓다.
3. Заразиться свинкой. → 볼거리에 걸리다.
4. Заболеть свинкой. → 볼거리를 앓다.
5. Заразиться гепатитом. → 간염에 걸리다.
6. Заболеть гепатитом. → 간염을 앓다.

연습 문제 2

1. 흡연하시면 안 됩니다. → Вам противопоказано курить.
2. 음주하시면 안 됩니다. → Вам противопоказано принимать спиртное.
3. 무리하시면 안 됩니다. → Вам противопоказано переутомляться.
4. 과식하시면 안 됩니다. → Вам противопоказано переедать.
5. 다이어트하시면 안 됩니다. → Вам противопоказано сидеть на диете.

10. 응급실 상황 В отделении скорой помощи

연습 문제 1

1. 숙일 수 있는 만큼 고개를 숙여보세요. (최대한 숙여보세요.)

→ Наклоните голову, насколько это возможно. (Максимально наклоните голову.)

2. 올릴 수 있는 만큼 팔을 올려보세요. (최대한 올려보세요.)

→ Поднимите руку, насколько это возможно. (Максимально поднимите руку.)

3. 펼 수 있는 만큼 다리를 펴보세요. (최대한 펴보세요.)

→ Разогните ногу, насколько это возможно. (Максимально разогните ногу.)

연습 문제 2

1. MRI 결과는요? → Что показывает снимок МРТ?/Что на МРТ?
2. 피검사 결과는요? → Что показывает анализ крови?/Что в анализах крови?
3. 위내시경 결과는요? → Что показывает гастроскопия?/Что по результатам гастроскопии?

연습 문제 3

1. Я сломал руку.

→ У меня сломана рука. → У меня перелом руки.

2. Я сломал палец.

→ У меня сломан палец. → У меня перелом пальца.

3. Я сломал позвоночник.

→ У меня сломан позвоночник. → У меня перелом позвоночника.

11. 약국 상황 В аптеке

연습 문제 1

1. 이 약은 효과가 특히 늦게 나타납니다.

→ Это лекарство действует весьма медленно.

→ У этого лекарства весьма медленно проявляется эффект.

2. 이 치료법은 효과가 특히 빨리 나타납니다.

→ Этот способ лечения действует особенно быстро.

→ У этого способа лечения особенно быстро проявляется эффект.

→ У этого способа лечения особенно быстрый эффект.

3. 이 치료법은 효과가 특히 늦게 나타납니다.

→ Этот способ лечения действует весьма медленно.

→ У этого способа лечения весьма медленно проявляется эффект.

→ У этого способа лечения весьма медленный эффект.

연습 문제 2

1. лекарство от изжоги → 제산제 → 속이 쓰릴 때 먹는 약
2. лекарство от температуры → 해열제 → 열이 날 때 먹는 약
3. лекарство от несварения → 소화제 → 소화가 안될 때 먹는 약
4. лекарство от поноса → 지사제 → 설사가 날 때 먹는 약
5. лекарство от давления → 혈압약 → 혈압이 높을 때 먹는 약

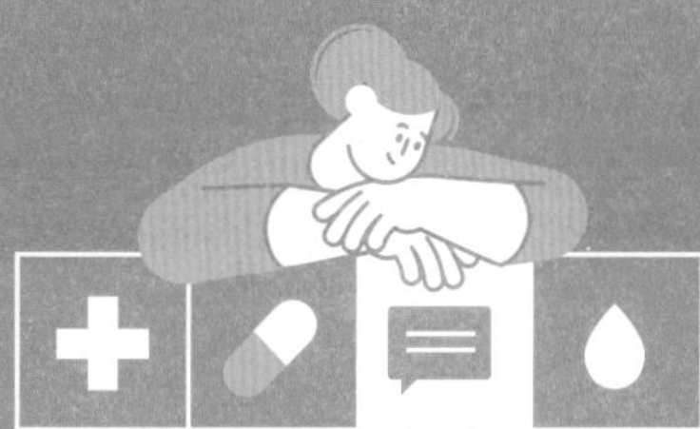

부록

유익한 용어(가나다순)

한국어 가나다순	
Lab	лаборатория
X-ray 검사 방법	методы рентгенологического исследования
X-ray 사진	рентгеновский снимок
가글하다	полоскать горло
가래	мокрота
가래, 객담검사	анализ мокроты
가려움	зуд
가위	ножницы
각막	роговица
각막염	кератит
간지러움 (목)	першение (в горле)
갈비뼈 골절	перелом ребра
갈비뼈 손상	повреждение ребра
감각	чувствительность
개방성 골절	открытый перелом
개방성 손상	открытое повреждение
갱년기	климакс
갱년기 증후군	климактерический синдром
건선	чешуйчатый лишай (псориаз)
건성 피부	сухая кожа
걸음걸이	походка
검사 결과	результаты анализов
검사 방법	методы обследования больного
검사 처방	направление на анализ (обследование)
겨울에 날씨로 인해 피부가 건조해지면서 갈라지고, 각질과 홍반이 생기는 피부를 의미함.	обветренная кожа
견디기 힘든 극심한 통증	боль безумная

견인 치료	вытяжение
결장염	колит
경련	судорога
골반뼈 손상	повреждение костей таза
골절	перелом
공복	натощак
과다운동증	гиперкинез
관절염	артрит
구강	полость рта
구내염	стоматит
구토	рвота
궤양성 위염	язвенный гастрит
극심한 통증	боли ужасные
근무지 주소	адрес места работы
근시	близорукость
근육	мышца
근육 긴장도	мышечный тонус
근육염좌	растяжение мышцы
근육통	боль мышечная
긁다	чесаться
금기 (사용 금지 사유)	медицинское противопоказание
급성 위염	острый гастрит
급통, 날카로운 통증	боль резкая
기기	прибор
기생충 검사	анализ на наличие паразитов
기침	кашель
깁스	гипсовая повязка
나팔관	маточная труба

낙태 수술	аборт
난소	яичник
난소암	рак яичника
난소의 비대	увеличение яичника
난시	астигматизм
난자	яйцеклетка
내과의사	терапевт
냉, 질 분비물	выделения из половых путей
녹내장	глаукома
뇌수막염	менингит
뇌신경	черепномозговые нервы
뇌염	энцефалит
뇌졸중	инсульт
뇌혈류장애	расстройство мозгового кровообращения
눈	глаз
눈 통증	боли в глазах
눈꺼풀 부종	отёк века (век)
눈꺼풀, 안검	веко
눈떨림, 안진	нистагм
눈물기관	слёзные органы
눈병	глазные болезни
눈의 굴절	рефракция глаза
눈의 조절 작용	аккомодация глаза
느낌	чувство, ощущение
다발성 외상	множественное ранение
담낭염	холецистит
담즙 검사	анализ желчи
대뇌	головной мозг
대동맥조영술	аортография

대리석양 피부	сетчатая мраморная кожа
대변	стул
대변 검사	анализ кала
도포 표본	мазок
동공	зрачок
동상	обморожение
동작	движение
두드러기	крапивница
두부외상	черепно-мозговая травма
두통	головная боль
둔통	боль тупая
따가움 (상처를 소독할 때 느끼는 통증)	пощипывание
땀띠	потница
떨림	дрожание (тремор)
마비	паралич
만성 위궤양	хроническая язва желудка
만성 위염	хронический гастрит
말, 언어능력	речь
말초신경 손상	повреждение периферических нервов
망막	сетчатка
멍	кровоподтёк
메스	скальпель
면역력 강화	повышать / укреплять иммунитет
목이 따끔거림	жжение в горле
무릎관절 손상	повреждение коленного сустава
무월경	аменорея, отсутствие менструации
물집	волдырь
민감성 피부	чувствительная кожа
바이러스성 피부병	вирусный дерматоз

반사	рефлекс
반사통(실제의 환부와 떨어진 자리에서 느껴지는 통증)	боль иррадиирующая
반응	реакция
반점	пятно
발목관절 손상	повреждение голеностопного сустава
발 부상	повреждение стопы
발열, 고열	жар, повышенная температура
발작성 어지럼증	приступ головокружения
발진	сыпь, высыпание
배탈	расстройство кишечника
백내장	катаракта
뱃멀미	морская болезнь
벌레, 동물이 무는 것, 물리는 것, 쏘는 것	укус
변비	запор
병 악화	обострение болезни
병, 질환	болезнь, заболевание
병력	история болезни
병에 취약함	подверженность заболеванию
병의 시작	начало болезни
병의 예후	прогноз болезни
병의 완화 (관해)	ремиссия болезни
병의 재발	повторное заболевание
병의 진행	развитие болезни
보조기	протез
보조기를 착용하다	протезирование
보험증	страховой полис
복강	брюшная полость
복근	мышцы живота

복근긴장	напряжение мышц живота
복막염	перитонит
복벽	брюшная стенка
복부	область живота
복부 부상	ранение в живот
복부팽만 (배에 가스가 차는 느낌)	вздутие живота
복부팽창, 배에 가스가 차 복부가 팽창한 상태	вздутие, метеоризм живота
복수	асцит
부드러운 피부	нежная кожа
부목을 대는 것	наложение шины
부상	ранение
부상을 입다. 다치다.	получить рану
부속기염	аднексит
부인과	гинекология
부작용	побочные действия
불면증	бессонница
불치병	неизлечимая болезнь
뼈(관절) X-ray 사진 (이상 소견 무/유)	рентгенологический снимок (в норме и при наличии патологий) костей (суставов)
사마귀	бородавка
사시	косоглазие
산통	колика
상처	рана
생년월일	дата рождения
생리	менструация, менструальное кровотечение
생리 지연	задержка менструации
생리 주기	менструальный цикл
생리통	болезненные менструации
서식지/양식	медицинская форма

설염	глоссит
세균배양 검사	бактериологический посев
소화 불량, 배탈	расстройство желудка
속눈썹	ресница
손상	повреждение
수납창구	больничная касса
수면	сон
수술 후 진단	послеоперационный диагноз
수정체	хрусталик
수포	пузырёк
수포음(水泡音)	хрипы
습진	экзема
시력	зрение
시력 저하	ухудшение зрения
시신경	зрительный нерв
시야	поле зрения
식도	пищевод
식도염	эзофагит
식사 중에 (식사와 함께)	во время еды
식욕	аппетит
식욕 부진	потеря аппетита
신경	нерв
신경계	нервная система
신경내과 전문의	невропатолог / невролог
신경염	неврит
신경증(노이로제)	невроз
신경질환	нервные болезни
신경총	нервное сплетение
신경피부염	нейродерматит

실명	потеря зрения, слепота
실명하다	ослепнуть
실어증	афазия
심장 박동기	кардиостимулятор
심장발작	сердечный приступ
심장질환	заболевание (болезнь) сердца
심전도(ECG)	кардиограмма / электрокардиограмма (ЭКГ)
심전도 검사	обследование ЭКГ
심한 통증	боль выраженная, боль сильная
십이지장	двенадцатиперстная кишка
쓸개, 담낭	желчный пузырь
아래팔 손상	повреждение предплечья
아스피린	аспирин
아프다, 병에 걸리다	болеть, заболеть
악성종양	злокачественная опухоль
안경	очки
안과 전문의	офтальмолог (окулист)
안구	глазное яблоко
안와	глазная впадина
안저검사	офтальмоскопия
알레르기가 있다.	иметь аллергию на что-либо
알레르기성 피부병	аллергический дерматоз
약국	аптека
약을 복용하다. 약을 먹다.	принимать (лекарство)
약제조	приготовление препарата
어깨손상	повреждение плеча
어지럼증	головокружение
어지럼증	головокружение
얼굴 피부스케일링	чистка кожи лица

여드름	угри (угорь)
여드름 제거	удаление угри
여성 난임	женское бесплодие
역행성 요도조영 검사(RGU)	ретроградная уретрография
연금	пенсия
연금수령자	пенсионер(-ка)
염좌	растяжение
염증	воспаление
오한	озноб
옳은 진단	правильный диагноз
외과용 바늘(봉합침)	хирургическая игла
외상, 부상	травма
외상학	травматология
외음부	вульва
외음부 질염	вульвовагинит
요로결석증	мочекаменная болезнь
욱신거리는 통증	боль ноющая
운동 능력	координация движений
운동기능	двигательная функция
운동실조증	атаксия
움직임이 둔해짐	заторможенность движений
원시	дальнозоркость
원인을 알 수 없는 통증	боль неясного происхождения
위	желудок
위궤양	язвенная болезнь желудка
위암	рак желудка
위액	желудочный сок
위액산도	кислотность желудочного сока.
위염	гастрит

위절제술 후 증후군	постгастрорезекционный синдром
유두종	папиллома
유전병	наследственная болезнь
음식, 음식 섭취	еда, приём пищи
의료보험에 가입되어 있다.	иметь медицинское страхование
의식	сознание
의약품, 약제, 약물, 약	медикамент, препарат, средство, лекарство
이가 나는 것	прорезывание зуба
인대 염좌	растяжение связки (связок)
일반혈액검사	общий клинический анализ крови
임상진단명	клинический диагноз
임신	беременность
임신부	беременная
임신징후	признаки беременности
입덧	токсикоз беременных
입술	губы
입에서 녹이다	растворять (во рту)
잇몸	десна(-ы)
자궁	матка
자궁경부	шейка матки
자궁경부 낭종	киста шейки матки
자궁부속기관	придатки матки
자세	осанка
장	кишка
장애	инвалидность
장애정도	категория инвалидности
장폐색	кишечная непроходимость
재검	повторный анализ
재채기 발작	приступы чихания

저체온	переохлаждение организма
전화번호	номер телефона
점	родинка
정상 시력	нормальное зрение
제왕절개(술)	кесарево сечение
종두성습진, 백신성습진	вакцинная экзема
종아리 손상	повреждение голени
종양	опухоль
종양 제거	удаление опухоли
종양 증식	рост опухоли
종합건강검진	общее обследование больного
주 진단명	основной диагноз
주거 환경	жилищные условия
주민등록상 거주지	постоянный адрес (по месту прописки)
주사기	шприц
중독	отравление
증상	симптом, симптомы болезни
증상의 발현	проявление болезни
증후군(신드롬)	синдром
지루(脂漏)	себорея
지성 피부	жирная кожа
지속적인 통증	боль непрекращающаяся, боли длительные (= постоянные)
직업	профессия
진단명	диагноз
진료실	кабинет врача
질	влагалище
질병으로 인한 결과	последствия болезни
질병의 병리기전	патогенез болезни

질병이 진행된 상태, 병을 키운 상태	заболевание в запущенной стадии
질병 초기	заболевание в начальной стадии
질염	кольпит
질환	заболевание
찰과상	ссадина
참을 수 없는 통증	боль невыносимая
참을 만한 통증	боль терпимая
창백한 피부	бледная кожа
척수 신경근염	радикулит
척주 손상	повреждение позвоночника
천공성 위궤양	прободная язва желудка
촉촉한 피부	влажная кожа
총상	огнестрельное ранение
출산, 분만	роды
출생지	место рождения
출혈	кровотечение
충수염 (잘못된 용어: 맹장염)	аппендицит
충치	кариес зуба
췌장염	панкреатит
치과	стоматология
치과 의사	стоматолог
치과병원	стоматологическая поликлиника
치과용 드릴	стоматологический бор
치과용 시멘트	цемент зуба
치과용 충전재	пломба
치근막염	периодонтит
치료	лечение
치료, 교정 후 시행하는 X-ray 검사	контрольное рентгеновское исследование
치료가 가능한 질병	излечимая болезнь

치수	пульпа зуба
치수염	пульпит
치아 에나멜	(зубная) эмаль
치아 우식 치료 (치아를 때우는 것)	пломбирование зуба
치아 표면	поверхность зуба
치아교합	прикус
치아교합	окклюзия зубов
치아뿌리(치근)	корень зуба
치아크라운	коронка зуба
치은염	гингивит
치주조직	пародонт
침 삼킬 때의 통증	боль при глотании
칼에 베인 듯한 통증	боль режущая
코감기	насморк
코로 숨쉬는 것	дыхание через нос / носом
코막힘	заложенность носа
콕콕 찌르는 듯한 통증	боль колющая
콘택트렌즈	контактная линза
타격	удар
타는 듯한 통증	боль жгучая
타박상	ушиб
탄력이 없는 피부(처진 피부)	дряблая кожа
탈구	вывих
탈구 정복	вправление вывиха
탈장	грыжа
탈장낭 내 장이 낀 상태(감돈)	ущемление грыжи
탈장환원	вправление грыжи
턱	челюсть
통각	болезненное чувство

통증	боли (боль)
통증 발작	приступ боли
통증으로 고통받다	мучиться от боли
통증의 성격	характер боли
통증의 정도	болезненность
통째로 삼키다	проглотить целиком
투병하다	бороться с болезнью
트라코마	трахома
트림	отрыжка
틀니, 의치	зубные протезы
파열	разрыв
팔 부상	повреждение руки
편도염	тонзиллит
평발	плоскостопие
폐렴	пневмония, воспаление лёгких
폐쇄성 골절	закрытый перелом
폐쇄성 손상	закрытое повреждение
폐쇄성 탈구	закрытый вывих
포장, 상자	упаковка
표피	эпидермис
피부	кожа, кожные покровы
피부각질	шелушение (кожи)
피부건조(증)	сухость кожи
피부경화	уплотнение кожи
피부과	дерматология
피부구조	структура кожи
피부 부종	отёк кожи
피부색소침착	пигментация кожи
피부 손상	повреждение кожи

피부에 염증이 생김	воспалённая кожа
피부염	дерматит
피부의 윤기, 피부의 광택	блеск кожи
피부종양	опухоль кожи
피부진균병	грибковые заболевания кожи
피부질환	кожные болезни
피임제 및 피임도구	противозачаточные средства
핀셋, 집게	пинцет, щипцы
하악골(아래턱뼈) 골절	перелом нижней челюсти
하지 손상	повреждение нижней конечности
행동증	апраксия
혀	язык
현미경	микроскоп
혈관조영술	ангиография
혈당	сахар крови
혈압	кровяное давление
혈압을 재다	измерять давление
혈액검사	анализ крови
혈액단백질	белок крови
호흡곤란	одышка
혹, 종양	опухоль
혼인 여부	семейное положение
홍채	радужка
화상	ожог
화학요법 (항암치료)	химиотерапия
환자의 상태	состояние больного
환자의 여권상의 사항	паспортные данные больного
환자의 직업	профессия пациента
후각	обоняние

흉부 손상	повреждение грудной клетки
흉터	рубец
흡입, 흡입 요법	ингаляция
힘줄 염좌	растяжение сухожилия
힘줄(건)염좌	растяжение сухожилий

◉ 유익한 용어(알파벳순)

러시아어 알파벳순	
аборт	낙태 수술
аднексит	부속기염
адрес места работы	근무지 주소
аккомодация глаза	눈의 조절 작용
аллергический дерматоз	알레르기성 피부병
аменорея	무월경
анализ желчи	담즙 검사
анализ кала	대변 검사
анализ крови	혈액 검사
анализ мокроты	가래, 객담 검사
анализ на наличие паразитов	기생충 검사
ангиография	혈관조영술
аортография	대동맥조영술
аппендицит	충수염 (잘못된 용어: 맹장염)
аппетит	입맛, 식욕
апраксия	행동증
аптека	약국
артрит	관절염
аспирин	아스피린
астигматизм	난시
асцит	복수
атаксия	운동실조증
афазия	실어증
бактериологический посев	세균배양 검사
белок крови	혈액단백질
беременная	임신부
беременность	임신

бессонница	불면증
бледная кожа	창백한 피부
блеск кожи	피부의 윤기, 피부의 광택
близорукость	근시
болезненное чувство	통각
болезненность	통증의 정도
болезненные менструации	생리통
болезнь, заболевание	병, 질환
болеть	아프다
боли (боль)	통증
боли в глазах	눈 통증
боли длительные (= постоянные)	지속적인 통증
боли ужасные	극심한 통증
боль безумная	견디기 힘든 극심한 통증
боль выраженная	심한 통증
боль жгучая	타는 듯한 통증
боль иррадиирующая	반사통 (실제의 환부와 떨어진 자리에서 느껴지는 통증)
боль колющая	콕콕 찌르는 듯한 통증
боль мышечная	근육통
боль невыносимая	참을 수 없는 통증
боль непрекращающаяся	지속적인 통증
боль неясного происхождения	원인을 알 수 없는 통증
боль ноющая	욱신거리는 통증
боль при глотании	(침) 삼킬 때의 통증
боль режущая	칼에 베인 듯한 통증
боль резкая	급통, 날카로운 통증
боль сильная	심한 통증

боль тупая	둔통
боль терпимая	참을 만한 통증
больничная касса	수납창구
бородавка	사마귀
бороться с болезнью	투병하다
брюшная полость	복강
брюшная стенка	복벽
вакцинная экзема	종두성습진, 백신성습진
веко	눈꺼풀, 안검
вздутие живота	복부팽만 (배에 가스가 차는 느낌)
вздутие, метеоризм живота	복부팽창, 배에 가스가 차 복부가 팽창한 상태
вирусный дерматоз	바이러스성 피부병
влагалище	질
влажная кожа	촉촉한 피부
во время еды	식사 중에 (식사와 함께)
волдырь	물집
воспаление	염증
воспалённая кожа	피부에 염증이 생김
вправление вывиха	탈구 정복
вправление грыжи	탈장환원
вульва	외음부
вульвовагинит	외음부 질염
вывих	탈구
выделения из половых путей	냉, 질 분비물
вытяжение	견인 치료
гастрит	위염
гингивит	치은염
гинекология	부인과
гиперкинез	과다운동증

гипсовая повязка	깁스
глаз	눈
глазная впадина	안와
глазное яблоко	안구
глазные болезни	눈병
глаукома	녹내장
глоссит	설염
головная боль	두통
головной мозг	대뇌
головокружение	어지럼증
головокружение	어지럼증
грибковые заболевания кожи	피부진균병
грыжа	탈장
губы	입술
дальнозоркость	원시
дата рождения	생년월일
двенадцатиперстная кишка	십이지장
двигательная функция	운동기능
движение	동작
дерматит	피부염
дерматология	피부과
десна(-ы)	잇몸
диагноз	진단명
дрожание (тремор)	떨림
дряблая кожа	탄력이 없는 피부(처진 피부)
дыхание через нос / носом	코로 숨쉬는 것
еда, приём пищи	음식, 음식 섭취
жар, повышенная температура	발열, 고열
желудок	위

желудочный сок	위액
желчный пузырь	쓸개, 담낭
женское бесплодие	여성 난임
жжение в горле	목이 따끔거림
жилищные условия	주거 환경
жирная кожа	지성 피부
заболевание	질환
заболевание (болезнь) сердца	심장질환
заболевание в запущенной стадии	질병이 진행된 상태, 병을 키운 상태
заболевание в начальной стадии	질병 초기
заболеть	아프다, 병에 걸리다
задержка менструации	생리 지연
закрытое повреждение	폐쇄성 손상
закрытый вывих	폐쇄성 탈구
закрытый перелом	폐쇄성 골절
заложенность носа	코막힘
запор	변비
заторможенность движений	움직임이 둔해짐
злокачественная опухоль	악성종양
зрачок	동공
зрение	시력
зрительный нерв	시신경
зубные протезы	틀니, 의치
зуд	가려움
излечимая болезнь	치료가 가능한 질병
измерять давление	혈압을 재다
иметь аллергию на что-либо	...에 알레르기가 있다.
иметь медицинское страхование	의료보험에 가입되어 있다.
инвалидность	장애

ингаляция	흡입, 흡입 요법
инсульт	뇌졸중
история болезни	병력
кабинет врача	진료실
кардиограмма/электрокардиограмма (экг)	심전도(ECG)
кардиостимулятор	심장 박동기
кариес зуба	충치
катаракта	백내장
категория инвалидности	장애정도
кашель	기침
кератит	각막염
кесарево сечение	제왕절개(술)
кислотность желудочного сока.	위액산도
киста шейки матки	자궁경부 낭종
кишечная непроходимость	장폐색
кишка	장
климакс	갱년기
климактерический синдром	갱년기 증후군
клинический диагноз	임상진단명
кожа	피부
кожные болезни	피부질환
кожные покровы	피부
колика	산통
колит	결장염
кольпит	질염
контактная линза	콘택트렌즈
контрольное рентгеновское исследование	치료, 교정 후 시행하는 X-ray 검사
координация движений	운동 능력

корень зуба	치아뿌리(치근)
коронка зуба	치아크라운
косоглазие	사시
крапивница	두드러기
кровоподтёк	멍
кровотечение	출혈
кровяное давление	혈압
лаборатория	Lab
лечение	치료
мазок	도포 표본
матка	자궁
маточная труба	나팔관
медикамент, препарат, средство, лекарство	의약품, 약제, 약물, 약
медицинская форма	서식지/양식
медицинское противопоказание	금기 (사용 금지 사유)
менингит	뇌수막염
менструальное кровотечение	생리
менструальный цикл	생리 주기
менструация	생리
место рождения	출생지
методы обследования больного	검사 방법
методы рентгенологического исследования	X-ray 검사 방법
микроскоп	현미경
множественное ранение	다발성 외상
мокрота	가래
морская болезнь	뱃멀미
мочекаменная болезнь	요로결석증
мучиться от боли	통증으로 고통받다
мышечный тонус	근육 긴장도

мышца	근육
мышцы живота	복근
наложение шины	부목을 대는 것
направление на анализ (обследование)	검사 처방
напряжение мышц живота	복근긴장
наследственная болезнь	유전병
насморк	코감기
натощак	공복
начало болезни	병의 시작
неврит	신경염
невроз	신경증(노이로제)
невропатолог / невролог	신경내과 전문의
нежная кожа	부드러운 피부
неизлечимая болезнь	불치병
нейродерматит	신경피부염
нерв	신경
нервная система	신경계
нервное сплетение	신경총
нервные болезни	신경질환
нистагм	눈떨림(안진)
ножницы	가위
номер телефона	전화번호
нормальное зрение	정상 시력
обветренная кожа	겨울에 날씨로 인해 피부가 건조해지면서 갈라지고, 각질과 홍반이 생기는 피부를 의미함.
область живота	복부
обморожение	동상
обоняние	후각
обострение болезни	병 악화

обследование экг	심전도 검사
общее обследование больного	종합건강검진
общий клинический анализ крови	일반혈액검사
огнестрельное ранение	총상
одышка	호흡곤란
ожог	화상
озноб	오한
окклюзия зубов	치아교합
опухоль	혹, 종양
опухоль кожи	피부종양
осанка	(몸의)자세
ослепнуть	실명하다
основной диагноз	주 진단명
острый гастрит	급성 위염
отёк века (век)	눈꺼풀 부종
отёк кожи	피부 부종
открытое повреждение	개방성 손상
открытый перелом	개방성 골절
отравление	중독
отрыжка	트림
отсутствие менструации	무월경
офтальмолог (окулист)	안과 전문의
офтальмоскопия	안저 검사
очки	안경
панкреатит	췌장염
папиллома	유두종
паралич	마비
пародонт	치주조직
паспортные данные больного	환자의 여권상의 사항

патогенез болезни	질병의 병리기전
пенсионер(-ка)	연금수령자
пенсия	연금
перелом	골절
перелом нижней челюсти	하악골(아래턱뼈) 골절
перелом ребра	갈비뼈 골절
переохлаждение организма	저체온
периодонтит	치근막염
перитонит	복막염
першение (в горле)	(목) 간지러움
пигментация кожи	피부색소침착
пинцет, щипцы	핀셋, 집게
пищевод	식도
пломба	치과용 충전재
пломбирование зуба	치아를 때우는 것(치아 우식 치료)
плоскостопие	평발
пневмония, воспаление лёгких	폐렴
побочные действия	부작용
поверхность зуба	치아 표면
повреждение	손상
повреждение голени	종아리 손상
повреждение голеностопного сустава	발목관절 손상
повреждение грудной клетки	흉부 손상
повреждение кожи	피부 손상
повреждение коленного сустава	무릎관절 손상
повреждение костей таза	골반뼈 손상
повреждение нижней конечности	하지 손상
повреждение периферических нервов	말초신경 손상
повреждение плеча	어깨 손상

повреждение позвоночника	척주 손상
повреждение предплечья	아래팔 손상
повреждение ребра	갈비뼈 손상
повреждение руки	팔 부상
повреждение стопы	발 부상
повторное заболевание	병의 재발
повторный анализ	재검
повышать/укреплять иммунитет	면역력 강화
подверженность заболеванию	~병에 취약함
поле зрения	시야
полоскать горло	가글하다
полость рта	구강
получить рану	부상을 입다. 다치다.
последствия болезни	질병으로 인한 결과
послеоперационный диагноз	수술 후 진단
постгастрорезекционный синдром	위절제술 후 증후군
постоянный адрес (по месту прописки)	(주민등록상) 거주지
потеря аппетита	식욕 부진
потеря зрения, слепота	실명
потница	땀띠
походка	걸음걸이
пощипывание	따가움 (상처를 소독할 때 느끼는 통증)
правильный диагноз	옳은 진단
прибор	기기
приготовление препарата	약제조
придатки матки	자궁부속기관
признаки беременности	임신징후
прикус	치아교합
принимать (лекарство)	(약을) 복용하다. 약을 먹다.

приступ боли	통증 발작
приступ головокружения	발작성 어지럼증
приступы чихания	재채기 발작
прободная язва желудка	천공성 위궤양
проглотить целиком	통째로 삼키다
прогноз болезни	병의 예후
прорезывание зуба	이가 나는 것
протез	보조기
протезирование	보조기를 착용하다
противозачаточные средства	피임제 및 피임도구
профессия	직업
профессия пациента	환자의 직업
проявление болезни	증상의 발현
пузырёк	수포
пульпа зуба	치수
пульпит	치수염
пятно	반점
радикулит	척수 신경근염
радужка	홍채
развитие болезни	병의 진행
разрыв	파열
рак желудка	위암
рак яичника	난소암
рана	상처
ранение	부상
ранение в живот	복부 부상
расстройство желудка	소화 불량, 배탈
расстройство кишечника	배탈
расстройство мозгового кровообращения	뇌혈류장애

растворять (во рту)	(입에서) 녹이다
растяжение	염좌
растяжение мышцы	근육 염좌
растяжение связки (связок)	인대 염좌
растяжение сухожилия (сухожилий)	힘줄(건)염좌
рвота	구토
реакция	반응
результаты анализов	검사 결과
ремиссия болезни	병의 완화 (관해)
рентгеновский (рентгенологический) снимок	X-ray 사진
рентгенологический снимок (в норме и при наличии патологий) костей (суставов)	뼈(관절) X-ray 사진 (이상 소견 무/유)
ресница	속눈썹
ретроградная уретрография	역행성 요도조영 검사(RGU)
рефлекс	반사
рефракция глаза	눈의 굴절
речь	말, 언어능력
роговица	각막
родинка	점
роды	출산, 분만
рост опухоли	종양 증식
рубец	흉터
сахар крови	혈당
себорея	지루(脂漏)
семейное положение	혼인 여부
сердечный приступ	심장발작
сетчатая мраморная кожа	망상형 대리석양 피부
сетчатка	망막
симптом, симптомы болезни	증상

синдром	증후군(신드롬)
скальпель	메스
слёзные органы	눈물기관
слепота	실명
сознание	의식
сон	수면
состояние больного	환자의 상태
ссадина	찰과상
стоматит	구내염
стоматолог	치과 의사
стоматологическая поликлиника	치과병원
стоматологический бор	치과용 드릴
стоматология	치과
страховой полис	보험증
структура кожи	피부구조
стул	대변
судороги	경련
сухая кожа	건성 피부
сухость кожи	피부건조(증)
сыпь, высыпание	발진
терапевт	내과의사
токсикоз беременных	입덧
тонзиллит	편도염
травма	외상, 부상
травматология	외상학
трахома	트라코마
увеличение яичника	난소의 비대
угри (угорь)	여드름
удаление опухоли	종양 제거

удаление угри	여드름 제거
удар	타격
укус	[벌레, 동물] 무는 것, 물리는 것, 쏘는 것
упаковка	포장, 상자
уплотнение кожи	피부경화
ухудшение зрения	시력 저하
ушиб	타박상
ущемление грыжи	탈장낭 내 장이 낀 상태(감돈)
характер боли	통증의 성격
химиотерапия	화학요법 (항암치료)
хирургическая игла	외과용 바늘(봉합침)
холецистит	담낭염
хрипы	(청진기에 들리는 호흡기의) 수포음(水泡音)
хроническая язва желудка	만성 위궤양
хронический гастрит	만성 위염
хрусталик	수정체
цемент зуба	치과용 시멘트
челюсть	턱
черепно-мозговая травма	두부외상
черепно-мозговые нервы	뇌신경
чесаться	긁다
чешуйчатый лишай (псориаз)	건선
чистка кожи лица	(얼굴) 피부스케일링
чувствительная кожа	민감성 피부
чувствительность	감각
чувство, ощущение	느낌
шейка матки	자궁경부
шелушение (кожи)	피부각질
шприц	주사기

эзофагит	식도염
экзема	습진
эмаль зубная	(치아용) 에나멜
энцефалит	뇌염
эпидермис	표피
язвенная болезнь желудка	위궤양
язвенный гастрит	궤양성 위염
язык	혀
яйцеклетка	난자
яичник	난소

병원에서 통하는
러시아어 의료회화 개정판

초판 1쇄 2016년 2월 15일
개정판 1쇄 2025년 12월 5일

지은이 방교영 김나제스다
발행인 박정식
기획 신선호
편집장 장혜정
도서편집 서이주
디자인 고지연
출판행정 김가은
경영기획 김세희
인사행정 유빈
재무회계 곽순석 김세아
캐릭터 김세원
발행처 한국외국어대학교 지식출판콘텐츠원
02450 서울특별시 동대문구 이문로 107
전화 02)2173-2494~7
FAX 02)2173-3363
홈페이지 http://press.hufs.ac.kr
전자우편 press@hufs.ac.kr
출판등록 제6-6호(1969. 4. 30)
인쇄·제본 (주)케이랩 031)949-6885

ISBN 979-11-7199-321-5 (13790) **정가** 25,000원

* 잘못된 책은 교환하여 드립니다.

HUiNE 은 한국외국어대학교출판부의 어학도서, 사회과학도서, 지역학 도서 Sub Brand이다. 한국외대의 영문명인 HUFS, 현명한 국제전문가 양성(International+Intelligent)의 의미를 담고 있으며, 휴인(携引)의 뜻인 '이끌다, 끌고 나가다'라는 의미처럼 출판계를 이끄는 리더로서, 혁신의 이미지를 담고 있다.